本书为

2024 年民族文字出版专项资金资助项目

贵州苗族

Guid Zoub Dol Jab Zaid Hmub Sul
Diub Fangb Laib Fangb Faf Diot Jab

医药与民间验方

参编单位 贵州中医药大学中药民族药资源研究院
贵州中医药大学大健康中医药研究发展中心
贵州省苗学会

主　编 肖阳

副主编 于浩 兰文跃 冯秉坤

贵州出版集团
贵州科技出版社
·贵阳·

图书在版编目（CIP）数据

贵州苗族医药与民间验方 / 肖阳主编. -- 贵阳：
贵州科技出版社，2024. 10. -- ISBN 978-7-5532-1449
-8

Ⅰ. K291.6

中国国家版本馆 CIP 数据核字第 2024R28C21 号

贵州苗族医药与民间验方

GUIZHOU MIAOZU YIYAO YU MINJIAN YANFANG

出版发行	贵州出版集团　贵州科技出版社
地　　址	贵阳市观山湖区会展东路 SOHO 区 A 座（邮政编码：550081）
网　　址	https://www.gzstph.com
出 版 人	王立红
策划编辑	王立红　袁　隽
责任编辑	张小兰　王立红　鲍　涛　袁　隽
特约编辑	杨正辉
装帧设计	刘宇昊
经　　销	全国各地新华书店
印　　刷	深圳市新联美术印刷有限公司
版　　次	2024 年 10 月第 1 版
印　　次	2024 年 10 月第 1 次
字　　数	456 千字
印　　张	19.25
开　　本	787 mm × 1092 mm　1/16
书　　号	ISBN 978-7-5532-1449-8
定　　价	68.00 元

《贵州苗族医药与民间验方》
编委会

参编单位：贵州中医药大学中药民族药资源研究院
　　　　　贵州中医药大学大健康中医药研究发展中心
　　　　　贵州省苗学会

主　　编：肖　阳
副 主 编：于　浩　兰文跃　冯秉坤
编　　委：（按姓氏笔画排序）
　　　　　于　浩　田　蓉　冯秉坤　兰文跃　刘珂妤
　　　　　李　军　肖　阳　张　宁　陈美科　蒋元生
　　　　　蒋明华　蓝廷平

序 一

我国现有苗族人口超过 1000 万,在我国少数民族人口中居第四位。在他们身上承载着苗族丰厚的文化遗产。仅苗族医药中便蕴含了苗族的哲学思想、民俗心理。苗族医药既受自古信医信药、信巫信神(信药之中有信巫的成分,信巫之中有求药的心理)的医药习俗影响,又与贵州独特的自然环境和生物多样性相适应。苗族聚居区多为山间林莽,"一山分四季,十里不同天""黔地无闲草,夜郎多灵药",为苗族医药注入了深厚的底蕴和一些神秘感。苗族医药的医理、药理和治疗方法,与传统中医药既有相融相通之处,又有其独特的地域性和民族性。但由于历史和现实的种种原因,系统的苗族医药理论和治疗方法尚待研究、总结。苗族医药发展到当代,已成为一门具有民族性和地域特色的医药学科。

中医药包含着中华民族几千年的健康养生理念及实践经验,是中华文明的瑰宝之一,它凝聚着中国人民和中华民族的博大智慧。苗族医药是苗族人民防病治病的经验总结,是苗族人民在医药领域的智慧结晶。习近平总书记强调,要遵循中医药发展规律,传承精华,守正创新,加快推进中医药现代化、产业化,坚持中西医并重,推动中医药和西医药相互补充、协调发展,推动中医药事业和产业高质量发展,推动中医药走向世界,充分发挥中医药防病治病的独特优势和作用,为建设健康中国、实现中华民族伟大复兴的中国梦贡献力量。振兴和发展苗族医药和其他民族医药,自是题中应有之意。

随着社会的进步和时代的变迁,苗族医药祖传师授、口传心授的传承方式,以及传承过程中的一些非科学的禁忌,早已不适应时代和苗族人民对医药发展的需求。目前,部分用汉字记载的苗族医药谱系并不完整,且有的苗族医药独特疗法已面临失传,苗族医药的传承创新刻不容缓。

对苗族医药而言,发掘和抢救是传承的前提,传承精华是发展的根基,创新是高质量发展的活力。《贵州苗族医药与民间验方 / Guid Zoub Dol Jab Zaid Hmub Sul Diub Fangb Laib Fangb Faf Diot Jab》一书的出版,不但能助力"千年苗医,万年苗药"得到传承,更能为优势独具的贵州民族医药事业和产业高质量发展提供借鉴样本,推动贵州民族医药事业强化理论研究,寻根求理,形成体系,推动贵州民族医药产业实现规模化、标准化和市场化。让苗族医药带着其独具的特色,助力贵州的民族医药走出省门、国门,造福人民。

切盼《贵州苗族医药与民间验方 / Guid Zoub Dol Jab Zaid Hmub Sul Diub Fangb Laib Fangb Faf Diot Jab》的纸上风采,为建设"百姓富、生态美"的多彩贵州增光添彩,为建设健康中国奉献苗族人民的智慧。

中国史学会原理事,贵州省史学会原会长
贵州省中华文化研究会原副会长
贵州省社会科学院历史研究所原所长,研究员
贵州省文史研究馆馆员

序　二

苗族医药源远流长,是苗族人民在历史长河中,在与疾病斗争的过程中,通过长期经验总结出来的具有民族特色的医药体系。

遗憾的是,苗族医药理论基础薄弱,苗族又无本民族传统文字,仅依靠口口相传,甚至传男不传女,传内不传外,这些都阻碍了苗族医药的进一步发展。

《贵州苗族医药与民间验方 / Guid Zoub Dol Jab Zaid Hmub Sul Diub Fangb Laib Fangb Faf Diot Jab》一书不但记录了苗族医药的独特理论体系,而且全面收集、整理了苗医的常用药物及其经验方,目的是让后来的人可以站在前人的肩膀上继续前行。

诚如上文所述,苗族医药的发展一直存在阻碍,而这本书的出现,有助于对苗族医药的调查、挖掘及抢救、保护。

苗族医药的调查、挖掘、抢救、保护在当下尤其值得去做,因为现在愿意花时间、花精力去做这种研究、记录的人太少了。但值得庆幸的是,仍然还有一众专家、学者致力于苗族医药的抢救、保护、研究。苗族医药是苗族人民优秀传统文化知识的一部分,贵州省委、省政府更是将以苗药为主体的民族医药产业列为发展特色经济的"五张名片"和"六大特色优势产业"之一。

随着科学技术和现代医学的快速发展,苗族医药的发展环境发生了深刻的变化,也面临许多新情况、新问题,比如:特色优势逐渐淡化,民族医药行业的很多学者、专家的学术思想和经验得不到传承,一些特色诊疗技术、方法濒临失传,野生药物资源遭到破坏……

《贵州苗族医药与民间验方 / Guid Zoub Dol Jab Zaid Hmub Sul Diub Fangb Laib Fangb Faf Diot Jab》的出版，可以提升苗族医药的学术影响力，更好地服务于人民，还可以为苗族医药科研人员提供参考。

希望在十年、二十年，甚至更多年之后，仍然有人能通过这本书了解苗族医药，认识苗族医药，并参与到苗族医药的发展中来，让苗族医药产业成为贵州最耀眼的优势产业。

贵州广播电视台党委书记、台长

序 三

在中国古代文明中,农、医、天、算是发展较早且内容丰富的四个学科。尽管有些人认为称其为科学不妥,但这些确属颇具中国传统文化特点且体系完整的知识与技艺。而这四者中,医学至今未被近代西方科学取代,且仍在人民生活中发挥着重要作用。

民族医药历史悠久,是中华文化传承的重要载体。传统医药作为中国非物质文化遗产的重要类别,一直备受关注。民族医药作为传统医药中重要的组成部分,其在特定的自然环境中生存与发展,形成了独具一格的学科特色,积累了丰富的实践经验和理论成果。

我国自 2005 年开始申报非物质文化遗产代表性项目以来,传统医药就被列为非物质文化遗产的一个类别加以保护。一方面,可以继承和弘扬我国优秀传统文化,提高我国乃至世界各国人民对我国优秀传统文化的认可度,提高我国文化软实力;另一方面,传统医药作为我国少有的具有核心原创性和具有生产力性质的文化遗产,可以在"健康中国"战略中发挥更大作用,借助"非物质文化遗产代表性项目"这一平台,更好地守正创新,继承并发展传统医药,助力全民健康水平提升。再者,将其列入"非物质文化遗产代表性项目名录",还可以对中国传统医药宝库中一些濒临失传的"独门绝技"起到抢救性保护作用,让传统医药有了传承、传播和推广的机会。

《贵州苗族医药与民间验方 / Guid Zoub Dol Jab Zaid Hmub Sul Diub Fangb Laib Fangb Faf Diot Jab》一书挖掘、收集、整理了大量民间秘方和经验方,以及民族医药的实践方法、知识体系、学术思想、临床经验等,让民族医药文化大放光彩,让民族医药得到有效保护和传承发展,弘扬非物质文化遗产的当代价值,铸牢中华民族共同体意识。

是为序。

贵州省非物质文化遗产保护中心项目部主任,研究馆员　李岚

目 录

苗文名索引 Jox Hlat Laib Bit Hmub

上 篇 苗族医药概论

Dol Jab Zaid Hmub Bangf Jox Hsongd

　　中华民族的历史,浩浩荡荡几千年,重重叠叠一条根。上古时期,由于战乱,苗族先民不得不进行迁徙,分散于长江、黄河两岸,居住在今广西、云南、四川、贵州、湖南、湖北等地。苗族的聚居地常处于各省区的崇山峻岭之中,那里气候温和,植被繁多。苗族人民在生产劳动中,认识了各种动物、植物,且善用其治疗各种疾病。在贵州,民间流传着"千年苗医,万年苗药"的歌谣,也有"黔地无闲草,夜郎多灵药"的美誉,更有"三千苗药,八百单方"的药用经验。

　　苗族在长期的生产、生活和与疾病斗争中,积累了许多宝贵经验,并对疾病的认识、致病因素、治病原则、疾病的预防方法、疾病的诊断方法、疾病划分等都具有深厚的实践基础、较高的理论水平和浓郁的民族特色。

第一章　苗医对疾病的认识

　　苗医在长期的实践中,积累了不少医疗经验,创造了许多医药理论。苗族医药理论认为疾病在发生、发展和终结的过程中是相互转化的。当病症处于急性期时,多数病人会出现发烧、出汗症状,属于热病;当转化为慢性病时,则出现怕冷、畏寒症状,属于冷病。

　　两纲五经是苗医的基础理论核心。两纲为冷病和热病。五经:①冷经,表现为身冷、寒战,面色苍白,肢体蜷缩。②热经,表现为持续发烧、大汗、面色发红、口渴、心烦。③快经,表现为突然不省人事、昏迷、两眼直视、四肢强直或抽搐,死亡率高;快经中还有哑经,患者神志清醒以后,多留下后遗症。④慢经,表现为起病慢、病程长、四肢无力、形体消瘦、面色苍白或灰黑、失眠盗汗。⑤半边经,表现为头、舌和半边肢体麻木,不能正常行动。苗医还将疾病分为三十六大症、七十二疾、一百零八小症、四十九翻。

第二章　致病因素

　　苗医认为致病因素有两个,即外界因素和内在因素。

　　外界因素是指环境会直接或间接地影响到人体,如气候异常和环境卫生不良,就易导致人生病。苗医将由外界因素引起的病症称为风毒、湿毒、水毒、寒毒、热毒,其中风毒是最毒的一种邪风。风毒与热毒结合可引起风热的病症。风毒与寒毒结合可引起风寒的病症。风毒与湿毒结合可引起风湿性腰腿痛、关节痛等疾病。水毒可引起湿毒水肿、水泻、腹胀等。内在因素指如劳动损伤、过度劳作,使脏腑、筋骨受损,从而引起全身筋骨痛、瘀血堵塞造成心脑血管疾病、肿瘤等。房事应该有所节制,否则会引起疾病,如妇女经期或坐月子时同房会引起大小月病(又称为月家病),男子纵欲过度会引起结核病。先天异常为先天病,是妇女妊娠时受外界的影响,饮食不当,生产过程不畅等原因引起的先天禀赋的不足。外伤是指人在劳动生活中受到虫蛇猛兽、家畜的侵袭,或跌打损伤、物器碰伤、刀枪武器伤害,引起的中毒、感染、骨肉破裂、折伤出血等,导致病残,甚至危及生命。

第三章　疾病命名

　　苗医对于疾病的命名,采用的是取类比象法。苗医有三十六大症、七十二疾之说,如鱼鳅症、黄鳝症、鲤鱼症、老蛇症、蚂蟥症、蜘蛛症、蓝蛇症、蝎子症、耗子症、蚂蚁症、青蛙症、乌鸦症、麻雀症、马蜂症、飞蛾症、毛虫症、发痧症、销喉症、盘肠症、黄疸症等三十六大症,疟疾、瘴疾、瘟疾、疫疾、痉疾、喘疾、哮疾、癣疾、瘵疾、头风疾、心疾、惊疾、郁疾、水疾、臌疾、痞疾、痢疾、癫疾、痫疾、淋疾、疝疾、痿疾、痹疾、痘疾、癖疾、疮疾、痈疾、疖疾、疽疾、瘿疾、瘤疾、岩疾、肛疾、痔疾、疣疾、瘢疾、翳疾、伤疾、衄疾、喉疾、咽疾、口疾、唇疾、齿疾、目疾、耳疾、鼻疾、前阴疾、骨伤疾、妊娠诸疾、胎前诸疾、产后诸疾、痨疾、疳疾、风疾等七十二疾。鱼鳅症以腹痛为主,兼胸背部肌肉紧张;黄鳝症以两下肢肌肉痉挛及皮肤发黄为主;耗子症以腹痛为主,伴有发烧症状;蓝蛇症系蓝蛇缠腰;盘肠症即小儿肠梗阻;马蜂症即疔疖红肿;飞蛾症即单双乳蛾、咽部疾病……

　　苗医受自然界和日常生活环境的启示,根据动植物形象,以及病变部位、病因和病灶来为疾病命名的疾病名称,使得疾病的名称生动、形象、易于领会。如头痛、头晕、脱发、斑秃、头癣、猫舔脸、青春痘、雀斑、耳根痛、猴耳包、耳灌脓、耳聋、耳鸣、流泪、沙眼、白内障、白发、鼻炎、鼻塞、嘴起疱、牙疳、口腔溃疡、喉结炎、白喉、咽喉痛、淌稀鼻涕、咳嗽、哮喘、风寒感冒、风热感冒、腮腺炎、头晕目眩、失眠、健忘、笨脑筋、冷发抖、喉息肉、鼻息肉、骨鲠喉、夜盲、淋巴痛、神经病、抖症、嗜睡、惊恐、额头痛、头顶痛、偏头痛、牙痛、虫牙病、牙龈痛、掉牙、颈肩痛、腰痛、全身麻木、腰椎病、肘关节痛、手腕痛、手指肿痛、脚踝关节痛、风湿痛、手脚僵硬、膝盖痛、头骨内陷、外伤出血、蛔虫腹痛、胀气、反胃、打嗝、呕吐、吐血、咳血、泄泻、水泻、痢疾、便秘、尿结、便血、尿黄、尿赤、尿白、尿痛、胁痛、心慌、心悸、落魂、嗜睡、出冷汗、全身浮肿、脚肿、小腿肿、脸肿、月经不调、阴痒、阴疮、子宫脱垂、脱肛、痔疮、乳痛、乳腺增生、疝气痛、睾丸痛、遗尿、蛲虫痛、肾结石、胆结石、股骨痛、长鸡眼、长休子、肌肤紫斑、包块、恶性肿瘤、脓疱病、疮疖、顽癣、白癜风、带状疱疹、麻疹、皮肤瘙痒、稻田皮炎、痱子、漆疮、甲沟炎、水痘、骨痛、狐臭、干疮、烧伤、烫伤、冻疮、瘫痪、变态鬼、嗅觉鬼、老虎鬼、麻风、癫痫、消渴、骨折、脚脱臼、手脱臼、瘀血、扭筋、转筋、气虚、血虚、劳伤咳嗽、胸痛、胃痛、心痛等。

第四章　诊断基础

苗医通过眼看、手摸、耳听、鼻闻、询问等方法来判断疾病。

一、眼　看

包括看形态、看神志、看神气、看面色、看舌等。

1. 看形态

形态的强弱与内脏机能的强弱正相关。即形体健壮者，其病易治，预后良好；形弱有病者，预后欠佳。

2. 看神志

神志指人的精神状态，可以通过观察患者眼神判断病情。两眼有神者，其病易治；两眼无神或表情痛苦者，其病难治。危重患者，神志本就衰弱，如果突然容光焕发、暴饮暴食、不知饱足，则为死神（临死之征），其病多难治，苗医称为"吃倒头饭""黄泉路食"。

3. 看神气

神气是指人眼部色泽和眼神的异常变化。眼白发黄，说明有肝胆疾病；脸、眼皮浮肿，脚浮肿，多为肾病，证属水湿邪毒。此外，还要看眼皮是否红肿溃烂、眼生白翳、眼珠生蒙皮、眼睫毛倒生等。

4. 看面色

面色的异常变化多与疾病有关。如色鲜明为浮，主表证；色晦暗为沉，主里证；色淡而疏落为散，多为新病；色深而壅滞为抟，多为久病或邪盛。五色配五脏，青色主肝病，赤色主心病，黄色主脾病，白色主肺病，黑色主肾病。

总之，人有病无病看肤色，以面部为主，无论何种颜色，均有善恶之分。以明润为佳，称为善色，表示病较轻，预后良好；若面色枯槁不泽，称为恶色，表示病情较重，预后不良。

5. 看　舌

舌和舌苔的颜色变化可反映人体各部位病情。舌红为热病，主实证；舌淡为冷病，主虚寒证;舌灰为水湿邪毒,主实证;舌黑为冷盛寒重或热重,主正气衰弱。苔黄为湿热,主脾胃虚;苔白为风、寒、湿邪,主津液亏损、湿浊内盛;苔灰黑为阳虚伤阴,主胃肠功能紊乱。苔厚为病邪较重,苔薄为病邪尚浅,苔润为津液未伤,苔干燥为津液已伤。舌裂为久病阴阳俱虚,气血两伤,主营养不良,消耗性疾患;舌齿痕为脾虚寒湿盛,主营养不良;舌痿为气血俱虚,筋脉失养,主脑疾;舌胖为脾虚、心经火盛,主水肿病;舌短为寒凝经脉,热病伤津,主危重症;舌歪为肝风内动,主中风;舌颤为血虚,热极生风,主瘿病等;舌强为热毒壅盛,热入心包,主口眼㖞斜、瘫痪;舌弄为心脾热证,主舌痹。

二、手 摸

手摸指根据病人脉搏的节律、速率、强弱、形态等变化来诊断疾病的方法。苗医一般以望病、问病为主,也有少数的苗医能通过摸脉断症。

脉象分冷脉和热脉两大类。小脉、慢脉为冷脉,主一身冷疾、寒战、脸色苍白等;大脉、快脉为热脉。小脉脉来细弱无力,多为冷病,慢性病,久病虚弱,失血过多或年迈体衰;慢脉脉来缓慢无力,为冷病脉象,起病缓慢,病程长,多见全身及四肢冰冷、夜间盗汗、形体消瘦等。大脉脉来洪大有力,为热病脉象,多见发热、大汗、口渴、心烦,多是急性病;快脉脉来洪大有力,脉来、脉去都快,为热病脉象,起病较急,多见身热大汗、烦躁不安等。

冷脉似传统中医的沉脉、迟脉、虚脉,热脉似传统中医的浮脉、数脉、实脉、洪脉等。尚有结代脉、弦脉、滑脉等。结代脉:脉搏跳动不规则,时强时弱,有时停顿,多见于癥瘕积聚、寒凝气滞、疝气、惊恐、跌仆重症者及个别孕妇等。弦脉:脉搏不柔和,如绷紧之弦,多见于痰饮、疟疾者等。滑脉:脉搏来往流利,应指圆滑,如圆珠在盘子里滚动,多见于妊娠妇女及痰饮、食滞、实热者等。滑脉是辨孕之脉象:①两脉微滑而数,略有间断,身虽有病,而不涩、不伏、不弦劲者,此为胎脉。凡胎脉初时微小,呼吸五至,至三月而尺数。若脉滑疾,重按而散者,胎已三月,重按不散,但疾而不滑者,胎已五月也。②两脉沉细,尺部乍大乍小,乍有乍无,或浮或沉,或动或止,早暮不同,连诊三四日皆然者,此鬼胎也。③脉来急如风雨,稍停复来如初者,夜叉胎也。④关部微似雀啄或大小不匀,而指下弦劲者,亦异胎也。

十种怪脉也称危脉,反映脏气将绝、胃气枯竭之危重证候。①釜沸脉:脉在皮肤,浮数至极,有出无入,如锅中水沸,绝无根脚。主三阳热极,阴液枯竭之候。②鱼翔脉:脉在皮肤,头定而尾摇,似有似无,如鱼在水中游动。主三阴寒极,亡阳于外之候。③弹石脉:脉在筋肉之下,辟辟凑指,如指弹石。为肾经真脏脉,难治。④屋漏脉:脉在筋肉间,如残漏之下,良久一滴(间隔时间不一),溅起无力,如屋漏滴水之状。主胃气营卫俱绝。⑤解索脉:脉在筋肉之上,乍密乍疏,散乱无序,如解乱绳之状。主肾与命门之气皆亡。⑥虾游脉:脉在皮肤,来则隐隐其形,时而跃然而去,如虾游冉冉,忽而一跃之状。主大肠气绝。⑦雀啄脉:脉在筋肉间,连连急数,三五不调,止而复作,如雀啄食之状。主脾气将绝。⑧偃刀脉:如手摸在刀刃上,按之坚细而紧急。为肝之危脉。⑨转豆脉:脉来累累,如豆转之状。为心之危脉。⑩麻促脉:脉如麻子之纷乱,细微至甚。主营血枯竭。

三、耳　听

苗医通过听患者语声、呼吸声、呻吟声、咳嗽声等来判断病情。

1. 听语声

说话声音高亢者,疾病初起,语言重浊或声音嘶哑,多为热病;声音低沉细弱无力者,多为冷病。谈吐从容,声音清楚者,为轻病;神志不清,吐词不清,胡言乱语者,为重病。

2. 听呼吸声

呼吸声粗紧者,为热病;呼吸者微弱无力者,为冷病。

3. 听呻吟声

呻吟声粗紧者,为热病;呻吟声音微弱者,为冷病。

4. 听咳嗽声

咳嗽初起,咳声有力者,为热病;咳声无力,或久咳不止者,为冷病。

四、询　问

苗医通过询问患者或患者家属疾病的发病时辰、疼痛、冷热、汗出、饮食、睡眠、二便、经带等情况判断病情。

1. 问时辰

根据发病时辰推测疾病的轻重,这是苗族原始宗教文化的表现。如男怕三、六、九岁的数年,女怕二、四、八岁的数年,逢之病痛不死则重;男女发病遇红沙日,虽有药,无功救治,必死无疑。

2. 问疼痛

急性头痛为热病,主风热感冒;久病久痛为冷病,主高血压、脑瘤。急性胸痛为热病,慢性胸痛为冷病。前胸痛为心肺病、胸膜炎,后胸痛为颈椎病、骨结核。胸胁痛,右为肝胆病,左为胰腺病。急性腹痛为热病,慢性腹痛为冷病。心窝痛为胃病。脐周时痛时止,为蛔虫病。下腹痛,男为前列腺病或疝气,女为闭经、盆腔炎、子宫内膜炎。急性腰背痛为热病,慢性腰背痛为冷病。关节痛且与天气变化有关,为风湿性关节炎、坐骨神经痛等。

3. 问冷热

初病者忽冷忽热、先热后冷或先冷后热为热病;长期怕冷、发冷,或低热者为冷病。

4. 问汗出

初病者有汗或汗出身热,为热病;病中无汗,汗出身冷,夜间汗出或久病汗出为冷病。

5. 问饮食

病后内热火重,喜冷饮,多食而易饥者,为热病;病后喜热饮食者,为冷病。妇女婚后停经,多为妊娠,喜吃酸味,不属病态。久病重病、不思饮食,但突然狂饮暴食者多属危候,预后不良。平时饮食良好者,多为病轻,易治。

6. 问睡眠

患者短时间内不易入睡、多梦易醒、烦躁不安,为热病,主心肝火旺;患者长期不易入睡、多梦易醒、疲倦,或经常不由自主入睡,为冷病,主体虚。

7. 问二便

主要是问大小便的排出量、颜色、性状、排泄感觉。大便次数少,排便困难,干如羊屎,为胃肠炎;大便稀溏为脾虚腹泻或肠炎;大便黏稠为肠炎痢疾。小便黄,量少、灼热、涩滞不畅,尿频、尿急、尿痛,为热病,主肾炎、膀胱炎、尿道炎;小便清冷,量多,自遗或失控,为冷病,主肾虚、劳累体虚。

8. 问经带

女性月经 14 岁左右初潮,50 岁左右绝经,周期一般为 28~30 d,经期通常 3~6 d,色红,适量,不稠不稀,不夹血块,经来腹微痛或不痛,为正常现象。如月经提前 3~5 d 或 1 月 2 次,色鲜红或紫红,质地黏稠者为热病;月经推后,量少色淡,质地稀薄者为冷病。停经 2 个月以上,多为早孕或闭经。月经淋沥不尽,为漏证;月经量多,出血不止,势如山崩,为崩证。

正常妇女阴道有少量白色透明、无特殊臭味的分泌物。其量多色红或赤,稠浊奇臭,为热病;其量多色白,质地稀薄、清冷,无臭味或有腥味,为冷病。

第五章　治疗术法

苗族人民在长期与疾病做斗争的过程中创立了独具民族特色的医学体系,积累了丰富的临床经验,并以疗效显著闻名于世。但其治疗方法稀奇古怪、种类繁多、神药两解、巫医结合,仍需认真鉴别并加以研究。

苗医认为疾病的发生、发展,除了受外界因素的影响外,内在的病理变化也是其主要影响因素。

苗医认为,气、血、水是构成人体最主要的物质基础。气与血彼此依存,补血必须补气,血靠气来推动,无气则血滞;气与水相依存,有水才有气,无水则无气;血与水相依存,有水才有血,血中必有水。气、血、水在人体中起着调节体温、体液的作用,气血虚则口干舌燥、皮糙肤黑。

苗医将疾病分为"冷病"和"热病"两大类,并制定出"冷病热治""热病冷治"两大治则。

苗医根据药物的功效将其分为清、消、吐、下、补 5 类,补药中又有清补、热补、温补的区别。除此之外,还要根据脏腑选择服药时间,不同时辰,药物在人体内的浓度不同,疗效也有差异。临床上亦发现心脏病患者多于夜间发病和死亡,肾脏病患者早晨浮肿最明显。故根据脏腑在不同时间之功能、情况选择服药时间,给予最佳服药方案,可提高疗效,减少毒副反应。

一、五大类药

1. 滋补药

于作用的脏腑功能最弱或接近最弱时服药,以便人为干预、调理脏腑功能。

2. 清热药

于作用的脏腑功能最强或接近最强时服药,以充分发挥药物之功效。

3. 解表药

午时前予以解表药,可顺应阳气升浮,有助药力。

4. 涌吐药

以清晨至中午服用为宜。

5. 止咳平喘药

以疾病发作前 2 h 服用为宜。

6. 补阴药

以傍晚一次给药为宜。因补肾阴之药益血固精、宁神养心,宜夜间服用,此时也是肾功能最强的时间。

7. 泻下药

以午后、夜间服用为宜。顺应天时,有利于病症消除,若泻下应立即停止,以防伤耗阴津、亏损正气。

苗族有"日再一服""昼三服,夜一服""日三四次,夜二服"等昼夜服药法,旨在让体内的血药浓度保持恒量,以充分发挥药效,有利于除疾。

二、两大治法

苗医治疗疾病主要采取内治法和外治法。

1. 内治法

内治法指主要通过吞服药物经胃肠道消化吸收来治疗疾病的方法。药物剂型:
(1)汤药:将药物水煮煎汤服,或炖鸡、炖肉等后吃肉喝汤,有利于滋补。
(2)酒药:将药物用酒浸泡后使用,有利于祛风除湿、活血散瘀。
(3)面面药:将药物捣或研为粉状,按量水送服,有利于消炎止痛。
(4)生药:取鲜药洗净,嚼细吞服或加水研磨后服用。此法药物起效快,常用于急救、止痛。

2. 外治法

外治法指直接用药物、医器于体表相应部位,或使用"空手法"于体表相应部位来治疗疾病的方法。外治法是苗医的一种简朴但实用的独特医技,素有"草根文化""空手行医"之说。

(1)放血疗法:用铁制消毒针器在十指(趾)尖、指(趾)甲旁、人中穴、太阳穴、百会穴、舌下、腿脚青筋显露部位等点刺出血,视病情放一或数滴血。此法施用前须严格消毒,以防感染。本法适用于脑出血、静脉曲张、损伤性瘀血、脓疱病等。

（2）拔罐法：罐由竹筒、牛角或羊角加工而成。用镊子将蘸湿高度白酒或酒精的棉球夹住，点燃后在罐内环绕数圈并取出，随后迅速将罐口置于患处与皮肤紧贴，半小时左右取罐。取罐时，将罐口稍倾斜或手指按压罐口皮肤，罐漏气即可脱落。取罐后，擦干脓血并消毒皮肤，以防感染。注意，皮肤破损处不能施用此法。本法适于风湿麻木、跌打瘀血、风寒感冒、头痛、身痛等。

（3）刮痧、拧痧法：用铜钱、水牛角片、汤匙等器具，蘸桐油、菜油或药液，在脊柱两侧、肩胛上下、胸部上下、四肢等部位刮拭或直接手拧，至该部位出现暗红色瘀斑或斑点即可。注意，皮肤破损处不能施用此法。本法适用于痧证腹痛、腹泻、感冒、中暑、头痛等。

（4）拍击疗法：用手蘸白酒或药酒在患者腰背部、小腹，或两大腿内外侧用力拍击，至病人痛不可忍为止。本法适用于腰背痛、肠风、缩阴病等。

（5）滚蛋疗法：取1个生鸡蛋洗净擦干，在患者颈部、额部、胸腹部、手足心处来回滚动至鸡蛋发热为止，此法有退烧作用；取鸡蛋1~3个，放在配好的草药里同煮，将煮好的蛋趁热在患者颈部、额部、胸腹部来回滚动，借热力使药透过皮肤进入体内，以达到治疗目的。本法适用于风寒头痛、腹痛、腹泻、小儿惊吓、咳喘等。

（6）发疱疗法：取毛茛、石龙芮、地下明珠等任意一种药材鲜品揉碎，捏成花生米或黄豆粒大小，包在合谷穴、太阳穴、掌背横纹中点、腱鞘痛点等处，有痛痒感时去掉。如包敷处起水疱，建议将水疱挑破后消毒，以防止感染。本法适用于打摆子、牙痛、腱鞘炎、骨关节炎、腮腺炎等。

（7）刀烟疗法：取十大功劳、白荆条、八角枫等任意一种药材鲜品，将其置于炭火上，以柴刀、镰刀或斧子置于其上，使燃烧药物的烟熏之，再用手蘸刀烟均匀涂擦患部，每日数次，直至病愈。本法适用于淋巴结肿大、无名肿毒、疮疖等。

（8）蛤蟆拔毒法：取蛤蟆1~2只，剖开腹部，去除内脏后贴敷于选定部位，并以胶布固定。病重者可另取蛤蟆肝水煎服。本法适用于一切胸腹闷胀、痛疽、发斑发疹、痧证气闭、小儿阴寒腹痛、痞块、肿瘤等。

（9）捏掐法：用拇指和其余4指（食指、中指，或4指）掌面，夹住病人的左右腹筋、虎口筋、肩颈筋、腋前筋、腋后筋、左右上臂筋等部位的大筋，一紧一松地夹持，似弹筋之法，反复操作1~3 min。本法适用于腰背痛、头昏头痛、消化不良、腹胀、恶心等。

（10）爆灯火疗法：将灯心草用桐油或菜油浸泡后点燃，迅速往选定部位快速点灼，可见轻微爆鸣声。本法适用于各种突发急证。

（11）药物塞鼻疗法：将生药揉烂，捏成小团塞入鼻孔，见效后将药团取下（一般3~10 min），每日2~3次。常用的药物有鹅不食草、苕叶细辛、青冈树的嫩叶、苍耳草等。本法适用于普通感冒、鼻炎、流鼻血等。

（12）药物塞耳疗法：将生药捣烂取汁滴入耳内，或将药物研碎后用棉布裹塞耳道。本法适用于中风昏迷、中耳炎、耳鸣、耳聋、耳出血、耳息肉等。

（13）挑针疗法：取缝衣针1枚,消毒后根据病情挑破选定部位皮肤,并将皮下一股灰色或白色的纤维挑断,然后对治疗部位进行消毒处理。本法适用于骨质增生、淋巴结结核、肿瘤、痔疮、各种结石、胃痛等。

（14）点脊疗法：握拳以中指等指关节敲打脊柱两旁,来回多次,或用小竹竿点击,效果更佳。本法适用于身痛、普通感冒、咳嗽、妇女月经不调或白带过多等。

（15）弩针疗法：弩针是用缝衣针整齐排列绑在竹筷上的一种针具,现多以皮肤针替代。点蘸自制的弩药酒轻刺患者患疾部位,药液由刺口吸收,发挥治疗作用。弩药酒通常由雷公藤、八角枫、威灵仙、天南星、草乌、半夏、万年炡（串铃）、一枝蒿、红禾麻、大狼毒、血水草等泡酒制成。本法适用于风湿麻木、关节疼痛、痛风、肌肉酸痛、颈肩腰腿痛等。

（16）干热疗法：用石块、食盐、或生药置于火上烤热（注意不要烤得太烫,以免烫伤皮肤）,再用布包好置于痛处。本法适用于腰肌劳损、风湿痹痛、腹痛、瘀血证等。

（17）沐浴疗法：将各种活血散瘀、祛风止痛、除湿止痒的药用纱布包好,水煎,乘热沐浴或浸泡手脚。本法适用于风湿骨痛、关节痛、跌打损伤后遗症、中风后遗症、皮肤瘙痒等。

（18）外敷疗法：将生药捣烂或干药材研末水调敷于痛处。本法有活血散瘀、消炎止痛的作用,适用于跌打损伤、乳腺炎、九子疡、腮腺炎、脓疮、骨折、高血压、口糜等。

（19）熏蒸疗法：将芳香性的药物放入锅中煎煮,产生热气后关火。煎药锅用大木桶罩住（需留出足够空间供患者于煎锅旁坐下）。患者除去衣物,进入木桶,桶口加盖塑料布或厚棉被,留口露头进行熏蒸发汗。如果是痔疮,用小木桶罩上,患者脱去裤子坐桶口即可。本法适用于风湿病、痛风、中风后遗症、腰肌劳损、产后风、肌肉酸痛等。

（20）饮食疗法：通过在不同的季节食用不同的瓜果蔬菜等,以达到保健治疗的作用。如食白扁豆能透疹、南瓜能降血糖、葫芦瓜能利水、阳荷能驱蛔虫、雪梨能生津、蜂蜜能止胃痛等。

（21）饮茶疗法：在春季、夏季采集各种茶叶或植物的嫩叶、嫩芽代茶饮,以达到保健治疗的作用。如苦丁茶能散风热、除烦渴,九节茶能治气管炎、咽炎、风湿性关节炎,矮地茶能止咳嗽;甜茶能利尿止咳,葫芦叶能清热解毒、健脾消食,绞股蓝能治咽炎、降三高、南烛叶能凉血养血、乌须发、鱼腥草能治肺炎、气管炎,透骨香能治风寒感冒、皮肤瘙痒,九龙盘能治肺虚久咳、风湿痹痛。

（22）佩戴疗法：将芳香性的药物装入特制的布袋,戴于胸前,以预防或治疗某些疾病。本法常用于辟秽防病,适用于心神不安、头风头痛、狐臭等。

（23）穴位敷药法：将药物贴敷于人体特定穴位的治疗方法。有上病下取、下病上取、中病旁取、左右反取等治法。本法适用于口眼㖞斜、膝关节炎、口炎、脱肛、子宫脱垂、牙痛、高血压等。

下 篇 常用苗药

Dol Jab Zaid Hmub Xangf Xangf Ed

木芙蓉花
Det Bangx Nangl

【基　　源】锦葵科植物木芙蓉。

【用药部位】花。

【性　　味】性凉,味微辛。

【功　　效】清肺凉血、排脓消肿、清热解毒。

【用法用量】内服:10～30 g。

【用药经验】

①肺痈咳腥痰:木芙蓉花 10 g、鱼腥草(后下)20 g,水煎服。

②乳腺炎:木芙蓉花、蒲公英各适量,捣烂,敷患处。

③水火烫伤:木芙蓉花适量,研粉,麻油调擦患处。破皮者用鸡蛋清调擦。

白背叶
Ghab Nex Dlub

【基　　源】大戟科植物白背叶。

【用药部位】叶、根。

【性　　味】性平,味涩、苦。

【功　　效】清热利湿、收涩固脱。

【用法用量】内服:30～60 g。

【用药经验】

①慢性肝炎:白背叶根、六月雪、地耳草各 30 g,水煎服。

②肺痨咯血:白背叶、仙鹤草各 30 g,水煎服。

③子宫下垂、脱肛:白背叶根、升麻、金樱根、土党参各 30 g,水煎服。

肉　桂
Ghab Liak Guid Pif

【基　　源】樟科植物肉桂。

【用药部位】树皮、枝皮。

【性　　味】性温,味甘、辛。

【功　　效】散寒止痛、引火归原。

【用法用量】内服:5～10 g。

【用药经验】

①外感风寒,恶风发热:肉桂5 g,生姜、炙甘草各3 g,五味子、大枣各10 g,水煎服。

②妇女经闭:肉桂、香附、当归、小血藤、益母草各10 g,水煎服。

③肾阳不足:肉桂5 g,熟地、牡丹皮、山药、山茱萸、淫羊藿、仙茅、双肾草各15 g,水煎服。

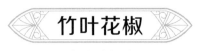

竹叶花椒

Sob Vud

【基　　源】芸香科植物竹叶花椒。

【用药部位】果实、根。

【性　　味】性温,味辛。

【功　　效】行气止痛、健胃驱寒。

【用法用量】内服:15～30 g。

【用药经验】

①虚寒胃痛:竹叶花椒根30 g或果实10 g,水煎服。

②蛔虫腹痛:竹叶花椒果实、乌梅、苦参各10 g,水煎服。

③风湿关节痹痛:竹叶花椒根、铁包金、钩藤根、五花血藤、对叉疔药各30 g,酒泡服。

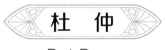

杜　仲

Det Dens

【基　　源】杜仲科植物杜仲。

【用药部位】树皮。

【性　　味】性温,味甘。

【功　　效】补肝肾、强筋骨、安胎。

【用法用量】内服:10～30 g。

【用药经验】

①肾虚腰痛:杜仲、淫羊藿、山栀茶、续断、菟丝子、五味子、山茱萸各15 g,酒、水各半,煎服。

②腰腿酸痛:杜仲、五加皮、牛膝、鸡血藤、补骨脂、花蝴蝶、臭牡丹根各30 g,酒泡服。

③习惯性流产:杜仲、苎麻根、续断各 20 g,水煎服。

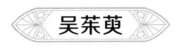

吴茱萸

Gaf Vud

【基　　源】芸香科植物吴茱萸。

【用药部位】果实。

【性　　味】性热,味苦、辛。有小毒。

【功　　效】散寒止痛、助阳止泻、降逆止呕。

【用法用量】内服:2～10 g。

【用药经验】

①胃寒痛、吐酸水:吴茱萸、砂仁各适量,研粉,每次开水冲服 2 g。

②缩阴症:吴茱萸 30 g,炒至白烟起,开水冲服。

③口腔溃疡:吴茱萸适量,研粉,醋调敷两足心。

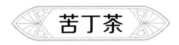

苦丁茶

Jenl Ib

【基　　源】冬青科植物苦丁茶。

【用药部位】叶。

【性　　味】性寒,味甘、苦。

【功　　效】除烦渴、清头目、散风热。

【用法用量】内服:5～10 g。

【用药经验】

①伤暑高热:苦丁茶 10 g,水煎服。

②消渴:苦丁茶、绞股蓝、甜茶各 10 g,水煎当茶饮。

③咽喉炎:苦丁茶、八爪金龙、桔梗各 10 g,甘草 5 g,水煎服。

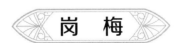

岗　梅

Det Gangx Meif

【基　　源】冬青科植物梅叶冬青。

【用药部位】根、叶。

【性　　味】性凉,味苦、甘。

【功　　效】清热解毒、利咽止痛。

【用法用量】内服:10~30 g。

【用药经验】

①流行性感冒(简称流感):岗梅叶、贯众各 30 g,水煎服。

②咽痛、声音嘶哑:岗梅叶、开喉箭叶、淡竹叶各 10 g,甘草 3 g,水泡代茶饮。

③热病口渴:岗梅根、葛根、淡竹叶各 15 g,水煎服。

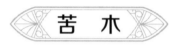

苦　木

Det lb

【基　　源】苦木科植物苦木。

【用药部位】树皮、叶。

【性　　味】性寒,味苦。有小毒。

【功　　效】清热解毒、燥湿杀虫。

【用法用量】内服:5~10 g。外用:适量。

【用药经验】

①化脓性感染:苦木皮、蒲公英各 10 g,水煎服。

②乳腺炎:苦木皮或叶适量,捣烂,敷患处。

③蛔虫症:苦木皮 10 g,水煎灌肠。

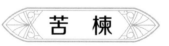

苦　楝

Det Zend lb

【基　　源】苦楝科植物苦楝。

【用药部位】树皮及根皮、种子(苦楝子)。

【性　　味】性寒,味苦。有小毒。

【功　　效】理气止痛、燥湿杀虫。

【用法用量】内服:5~10 g。外用:适量。

【用药经验】

①胃脘痛:苦楝子、延胡索、香附各 10 g,水煎服。

②脓疱疮:苦楝子适量,捣烂,敷患处。

③肠道寄生虫:苦楝皮、乌梅、枳壳各 10 g,水煎服。

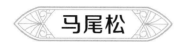

马尾松

Det Gheid Ghab Daid Mal

【基　　　源】松科植物马尾松。

【用药部位】针叶。

【性　　　味】性温,味苦、涩、甘。

【功　　　效】祛风除湿、去腐生肌。

【用法用量】内服:10~60 g。外用:适量。

【用药经验】

竹木刺入肉:松针、糯米饭各适量,捣烂,敷患处。

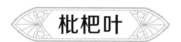

枇杷叶

Ghab Nex Det Zend Dlox Jel

【基　　　源】蔷薇科植物枇杷。

【用药部位】叶。

【性　　　味】性寒,味苦。

【功　　　效】清肺止咳、降逆止呕。

【用法用量】内服:10~30 g。

【用药经验】

①支气管炎:枇杷叶、臭山羊、鱼腥草、百部、陈皮、桑叶各 15 g,水煎服。

②预防流感:枇杷叶、桑叶、夏枯草、仙鹤草、鱼鳅串各 10 g,水煎服。

③感冒咳嗽:枇杷叶、桔梗、桑叶各 10 g,生姜 3 片,水煎加蜂蜜调服。

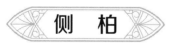

侧　柏

Det Hxangb

【基　　　源】柏科植物侧柏。

【用药部位】叶、种子(柏子仁)。

【性　　　味】性寒,味苦、涩。

【功　　效】养心安神、润肠、止汗。

【用法用量】内服：10～30 g。

【用药经验】

①心悸、失眠：柏子仁、夜交藤各 15 g，远志、茯苓、南酸枣各 10 g，水煎服。

②脱发：侧柏叶、桑白皮、生姜、皂角、旱莲草各适量，泡酒擦头。

③吐血、咯血：侧柏叶、仙鹤草、旱莲草各 20 g，水煎服。

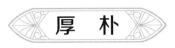

厚　朴

Det Jit Baix

【基　　源】木兰科植物厚朴及凹叶厚朴。

【用药部位】树皮。

【性　　味】性温，味苦、辛。

【功　　效】燥湿消痰、下气除满、健脾。

【用法用量】内服：10～15 g。

【用药经验】

①呕吐：厚朴 15 g，制半夏、生姜各 5 g，水煎服。

②消化不良：厚朴、鸡屎藤各 15 g，陈皮 5 g，水煎服。

③食积腹胀：厚朴 10 g，大黄、芒硝各 5 g，水煎服。

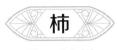

柿

Zend Mil

【基　　源】柿科植物柿。

【用药部位】果实经加工制成的饼状食品（柿饼）、宿存花萼（柿蒂）。

【性　　味】性平，味苦、涩。

【功　　效】活血降压、润肺健脾、降逆下气、生津止渴。

【用法用量】内服：5～15 g。

【用药经验】

①高血压、冠心病：柿饼 1 个，嚼服。每日 3 次。

②误食桐油中毒：柿饼 2～3 个，嚼服。

③呕逆：柿蒂、竹茹、丁香、木香各 5 g，水煎服。

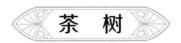

茶　树

Det Jenl

【基　　源】山茶科植物茶。

【用药部位】嫩叶及芽、根。

【性　　味】性寒,味苦、涩。

【功　　效】清热除烦、强心利尿。

【用法用量】内服:10～30 g。

【用药经验】

①风热头痛:茶叶、菊花、葱白各 15 g,水煎服。

②消渴:茶叶、绞股蓝各 10 g,水煎服。

③心脏病:10 年以上老茶树根 50 g,瓦罐内加水和适量糯米酒煎服。

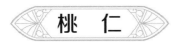

桃　仁

Ghab Nius Zend Dlenx

【基　　源】蔷薇科植物桃。

【用药部位】种子。

【性　　味】性平,味甘、苦。

【功　　效】活血散瘀、清热杀虫。

【用法用量】内服:5～10 g。

【用药经验】

血瘀经闭:桃仁、红花、小血藤各 10 g,益母草、丹参各 15 g,水煎服。

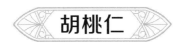

胡桃仁

Ghab Nius Zend Dlenx Eb

【基　　源】胡桃科植物胡桃。

【用药部位】种子。

【性　　味】性平,味甘。

【功　　效】补肾涩精、解毒消肿。

【用法用量】内服：10～30 g。

【用药经验】

肾虚腰痛：胡桃仁、金樱子、杜仲各30 g，水煎服。

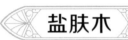

盐肤木
Det Pob

【基　　源】漆树科植物盐肤木。

【用药部位】虫瘿（五倍子）、叶。

【性　　味】五倍子：性寒，味酸、涩。盐肤木叶：性寒，味酸、咸。

【功　　效】五倍子：敛肺降火、涩肠止泻。盐肤木叶：止咳化痰、收敛解毒。

【用法用量】内服：10～15 g。

【用药经验】

①肺虚久咳：五倍子、桔梗、玉竹各适量，共研为末，水送服。每次5 g，早晚各1次。

②痔疮：五倍子适量，泡桐油，加热擦患处。

③大便下血、妇女血崩：盐肤木叶、地榆、棕榈各15 g，水煎服。

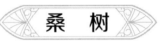

桑　树
Det Vob Gangb

【基　　源】桑科植物桑。

【用药部位】叶、果实（桑椹）、根皮（桑白皮）。

【性　　味】性寒，味甘、酸。

【功　　效】桑叶：疏散风热。桑椹：助消化、补血、安眠。桑白皮：利水平喘。

【用法用量】内服：5～20 g。

【用药经验】

①风热头痛：桑叶、菊花、淡竹叶各10 g，水煎服。

②肾源性、心源性水肿：桑白皮、大腹皮、茯苓皮各10 g，陈皮、生姜皮各3 g，水煎服。

③肝肾阴虚：桑椹、黄精、红枣各20 g，水煎服。

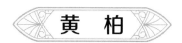

黄　柏

Det Huangf Baif

【基　　源】芸香科植物黄皮树。

【用药部位】树皮。

【性　　味】性寒,味苦。

【功　　效】解毒疗疮、清热燥湿、泻火除蒸。

【用法用量】内服:6～15 g。外用:适量。

【用药经验】

①湿热脚气:黄柏、牛膝、苍术各 15 g,水煎服。

②泻痢:黄柏、三月泡根、蒲公英各 10 g,水煎服。

③黄水疮:黄柏适量,枯矾少量,共研成粉,取适量用菜油调涂于患处。

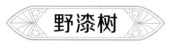

野漆树

Det Hseik Vud

【基　　源】漆树科植物野漆树。

【用药部位】根及根皮、叶。有小毒。

【性　　味】野漆树根:性寒,味苦。野漆叶:性平,味苦、涩。

【功　　效】散瘀、止血、解毒。

【用法用量】内服:6～15 g。外用:适量。

【用药经验】

①痈疮溃烂:野漆树根适量,炙炭研末,取适量用猪油调敷患处。

②肺痨咳血:野漆树叶 10 g,水煎服。

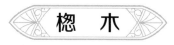

楤　木

Det Ot Ngangs

【基　　源】五加科植物楤木。

【用药部位】根及根皮。

【性　　味】性平,味辛、微苦。

【功　　效】祛风除湿、散瘀止痛、利尿消肿。

【用法用量】内服:15 ~ 20 g。

【用药经验】

①风湿腰腿痛:楤木根、五加皮、岩马桑各 15 g,泡酒服。

②消渴:楤木根 10 g,葛根、天花粉各 20 g,水煎服。

③骨折:楤木根、血水草、螃蟹各适量,捣烂,敷患处。

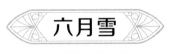

枫香树
Det Mangx

【基　　源】金缕梅科植物枫香树。

【用药部位】果实(路路通)、树脂(白胶香)、根。

【性　　味】性平,味辛、苦。

【功　　效】祛风除湿、解毒消肿。

【用法用量】内服:3 ~ 30 g。外用:适量。

【用药经验】

①风湿关节痛:路路通、枫香树根、大风藤、牛膝各 30 g,水煎服。

②荨麻疹:路路通、鬼针草各 20 g,水煎服。

③淋巴结疼痛:白胶香适量,摊贴患处。

六月雪
Det Vil Gheib

【基　　源】茜草科植物六月雪。

【用药部位】全草。

【性　　味】性凉,味淡、辛。

【功　　效】清热利湿、疏风解表。

【用法用量】内服:10 ~ 20 g。

【用药经验】

①慢性肝炎:六月雪、虎杖、郁金、地星宿、烂板草根各 20 g,水煎服。

②黄疸性肝炎:六月雪、地耳草、凤尾草各 20 g,水煎服。

③牙周炎、牙龈炎:六月雪、算盘子叶、露蜂房各 15 g,水煎含咽。

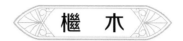

檵　木

Det Jix

【基　　源】金缕梅科植物檵木。

【用药部位】根、花、叶。

【性　　味】檵木根:性平,味苦、涩。檵木叶:性平,味甘、涩。檵木花:性温,味苦。

【功　　效】化湿通络、清热解毒、收敛止血。

【用法用量】内服:10～30 g。

【用药经验】

①腰痛、关节痛:檵木根、大风藤、山栀茶各30 g,水煎服。

②冠心病:檵木叶、破骨七、芭蕉花各20 g,水煎服。

③阳痿:檵木花、合欢花、回春草、淫羊藿、骚羊古各20 g,水煎服。

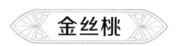

金丝桃

Det Ghad Lid

【基　　源】藤黄科植物金丝桃。

【用药部位】叶、根。

【性　　味】性凉,味苦、辛。

【功　　效】清热解毒、消肿散结。

【用法用量】内服:20～30 g。外用:适量。

【用药经验】

①蛇虫咬蜇伤:金丝桃叶、木姜子叶各适量,捣烂,敷患处。

②包块:金丝桃根、黄姜、石见穿各20 g,水煎服。

③肝脾大:金丝桃根、大蓟根、阴行草各30 g,水煎服。

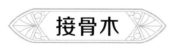

接骨木

Det Vob Mangl

【基　　源】忍冬科植物接骨木。

【用药部位】全株。

【性　　味】性平,味甘、苦。

【功　　效】活血散瘀、续筋接骨。

【用法用量】内服:20～30 g。外用:适量。

【用药经验】

①痛风:接骨木、土茯苓、隔山香各20 g,水煎服。

②骨折:接骨木、花蝴蝶、泽兰各适量,捣烂,敷患处。

③肾炎:接骨木、薏苡根、车前草各30 g,水煎服。

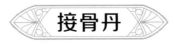

接骨丹

Jab Hsenk Hsongd

【基　　源】山茱萸科植物鞘柄木。

【用药部位】根皮。

【性　　味】性温,味辛、苦。

【功　　效】活血祛瘀、续筋接骨。

【用法用量】内服:20～30 g。外用:适量。

【用药经验】

①跌打损伤:接骨丹、花蝴蝶、四块瓦各30 g,酒泡服。

②骨折:接骨丹、接骨木、血水草各适量,捣烂敷。

③全身浮肿:接骨丹、毛蜡烛根、三白草各20 g,水煎服。

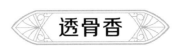

透骨香

Det Zend Hvongt

【基　　源】杜鹃花科植物滇白珠。

【用药部位】全株。

【性　　味】性温,味辛。

【功　　效】祛风除湿、消肿止痒。

【用法用量】内服:15～30 g。外用:适量。

【用药经验】

①风湿关节痛:透骨香、排风藤、大风藤各30 g,水煎服。

②疝气痛:透骨香、茴香根、臭牡丹根、八月瓜根各15 g,水煎服。

③皮肤瘙痒:透骨香、千里光各适量,水煎洗患处。

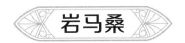

岩马桑

Det Bod Wuf

【基　　源】蜡梅科植物山蜡梅。

【用药部位】根、花。

【性　　味】性温,味辛。

【功　　效】岩马桑根:祛风除湿、活血止痛。岩马桑花:宣肺止喘。

【用法用量】内服:15～30 g。

【用药经验】

①风湿痹痛:岩马桑根、五加皮、大血藤各 30 g,酒泡服。

②骨质增生:岩马桑根、见血飞、野梦花、蜘蛛抱蛋、钩藤根、威灵仙、山栀茶各 30 g,
酒泡服。

③哮喘:岩马桑花、枇杷花、千年耗子屎各 15 g,水煎服。

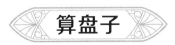

算盘子

Said Paif Zix

【基　　源】大戟科植物算盘子。

【用药部位】果实。

【性　　味】性平,味苦、涩。有小毒。

【功　　效】清热利湿、解毒止痛、止痢。

【用法用量】内服:10～15 g。外用:适量。

【用药经验】

①肠炎、痢疾:算盘子、地马蜂各 10 g,水煎服。

②胃溃疡:算盘子、野荞麦、鸡屎藤各 10 g,水煎服。

③剥脱性皮炎:算盘子、土大黄、青龙衣各适量,醋泡擦患处。

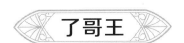

了哥王

Lox Gob Wangf

【基　　源】瑞香科植物了哥王。

【用药部位】根皮。

【性　　味】性寒,味苦、辛。有毒。

【功　　效】清热解毒、散结消肿。

【用法用量】内服:8~10 g。

【用药经验】

①肺炎:了哥王、云雾草、黑节草各10 g,水煎服。

②肺癌、肝癌:了哥王、排风藤、夏枯草、半枝莲、白花蛇舌草各10 g,水煎服。

③肝硬化腹水:了哥王、水杨柳、三白草各10 g,水煎服。

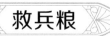

香　樟

Det Dleb

【基　　源】樟科植物樟。

【用药部位】根、果实。

【性　　味】性温,味辛。

【功　　效】祛风除湿、温中散寒、行气止痛。

【用法用量】内服:10~15 g。

【用药经验】

①风湿痹痛:香樟根、铁包金、透骨香各15 g,泡酒服。

②脑供血不足:香樟果、白果叶、四字通各10 g,水煎服。

③疝气痛:香樟果、茴香根、臭牡丹根各15 g,水煎服。

救兵粮

Gad Dliuk Yongx

【基　　源】蔷薇科植物火棘。

【用药部位】根、叶、果实。

【性　　味】性平,味酸、涩。

【功　　效】解毒、消食化痰、止泻、止血。

【用法用量】内服:15~20 g。外用:适量。

【用药经验】

①肠炎泄泻:救兵粮根、土升麻根各15 g,水煎服。

②刀伤出血:救兵粮叶、枫香树叶各适量,捣烂敷。

③食积腹胀:救兵粮果、隔山消各 15 g,水煎服。

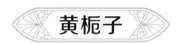

黄栀子

Zend Lel Fangx

【基　　　源】茜草科植物黄栀子。

【用药部位】果实。

【性　　　味】性寒,味苦。

【功　　　效】清热利尿、泻火除烦、解毒凉血。

【用法用量】内服:6 ～ 50 g。外用:适量。

【用药经验】

①黄疸性肝炎:黄栀子、茵陈、地耳草各 30 g,水煎服。

②闭合性软组织损伤:生黄栀子、生韭菜各适量,捣烂敷。

③闹羊花中毒:黄栀子 50 g,水煎去渣,一次服完。

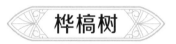

桦槁树

Det Fuf

【基　　　源】桦木科植物白桦树。

【用药部位】树皮。

【性　　　味】性凉,味甘、辛。

【功　　　效】解毒消肿、祛湿散寒。

【用法用量】内服:10 ～ 30 g。外用:适量。

【用药经验】

①风疹:桦槁树皮、藿香各适量,水煎洗患处。

②脚气:桦槁树皮、五倍子、苦参各适量,泡醋擦患处。

③消渴:桦槁树皮、接骨丹、苦葛根各 20 g,水煎服。

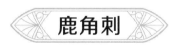

鹿角刺

Bel Gib Lux

【基　　　源】鼠李科植物鹿角刺。

【用药部位】根、果实。

【性　　味】性凉,味苦、涩。

【功　　效】解毒清热、消肿除胀。

【用法用量】内服:10～15 g。

【用药经验】

①急(慢)性肝炎:鹿角刺根、六月雪、黑节草、木贼、贯众、山栀茶、杨梅树皮各 10 g,水煎服。

②水肿:鹿角刺根、三白草根各 15 g,水煎服。

③胸闷气胀:鹿角刺果 8～10 个,开水泡服。

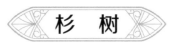

杉　树

Det Jib

【基　　源】杉科植物杉木。

【用药部位】树皮、木材上析出的油脂(杉树油)。

【性　　味】性温,味辛。

【功　　效】祛风除湿、降压减肥、止血化石。

【用法用量】内服:15～30 g。

【用药经验】

①高血压:杉树皮、夏枯草、鬼针草各 20 g,水煎服。

②前列腺肥大:杉树油、棕榈子、五花血藤各 20 g,水煎服。

③肥胖症:杉树皮、绞股蓝、白升麻各 15 g,水煎服。

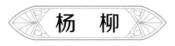

杨　柳

Det Liax Lios

【基　　源】杨柳科植物垂柳。

【用药部位】须根(红龙须)、叶。

【性　　味】性寒,味苦。

【功　　效】祛风除湿、解毒消肿。

【用法用量】内服:10～30 g。

【用药经验】

①风湿痹痛:红龙须、白龙须、乌龙须各 10 g,泡酒服。

②甲状腺肿大:杨柳叶、黄药子各 10 g,水煎服。

③尿闭:杨柳叶、车前草各 20 g,水煎服。

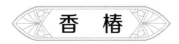

香　椿

Det Yangl

【基　　　源】棟科植物香椿。

【用药部位】根、根皮及树皮。

【性　　　味】性温,味辛、涩。

【功　　　效】清热燥湿、散寒止痛。

【用法用量】内服:10 ~ 20 g。

【用药经验】

①尿道炎、膀胱炎:香椿皮、白茅根、玉米须各 15 g,水煎服。

②胃及十二指肠溃疡:香椿根、野荞麦、胖血藤各 10 g,水煎服。

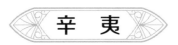

辛　夷

Bangx Xenb Yif

【基　　　源】木兰科植物望春花、玉兰或武当玉兰。

【用药部位】花蕾。

【性　　　味】性温,味辛。

【功　　　效】发表散寒、宣通鼻窍。

【用法用量】内服:5 ~ 10 g。

【用药经验】

①鼻窦炎:辛夷、鹅不食草、白芷、苍耳子各 10 g,水煎服。

②慢性鼻炎:辛夷、苕叶细辛、鹅不食草、苍耳草、薄荷各适量,共研成粉,吹鼻孔内。

③牙痛:辛夷、两面针、细辛各 3 g,水煎服。

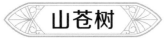

山苍树

Det Zend Jangl

【基　　　源】樟科植物山鸡椒。

【用药部位】根、果实(木姜子,其种子榨出的油脂称木姜子油)。

【性　　味】性温,味辛。

【功　　效】温肾散寒、解毒消肿。

【用法用量】内服:3～30 g。外用:适量。

【用药经验】

①风湿痹痛:山苍树根、樟树根、枫香树根各30 g,水煎服或泡酒服。

②痧证腹痛:木姜子、蜘蛛香、蛇莲各10 g,水煎服。

③蚊虫叮咬:木姜子油适量,涂患处。

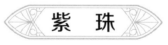

银　杏

Det Mangb Dlub

【基　　源】银杏科植物银杏[*]。

【用药部位】种子(白果)、叶。

【性　　味】性平,味苦、涩。种子有小毒。

【功　　效】敛肺定喘、止带缩尿。

【用法用量】内服:5～15 g。

【用药经验】

①肺痨咳喘:白果、功劳叶各10 g,水煎服。

②癫痫:白果、蜘蛛香、螃蟹钳各10 g,水煎服。

③高血压:银杏叶、绞股蓝、柿子树叶各10 g,水煎服。

紫　珠

Zix Pob Dud

【基　　源】马鞭草科植物杜虹花。

【用药部位】叶、果实。

【性　　味】性凉,味苦、涩。

【功　　效】解毒消肿、止血生肌。

【用法用量】内服:10～20 g。

＊ 野生银杏为国家重点保护野生植物,但依法获得行政许可的人工栽培品可被纳入生产经营活动。本书中其他国家重点保护野生动物、植物同理,后不赘述。

【用药经验】

①痔疮:紫珠叶、水黄连、苍耳草各 20 g,水煎服。

②慢性肝炎:紫珠叶、六月雪、地星宿各 15 g,水煎服。

③胃出血:紫珠果、算盘子各 10 g,水煎服。

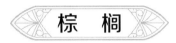

棕　榈

Ghab Nex Hsob

【基　　源】棕榈科植物棕榈。

【用药部位】叶柄(棕榈,煅制成炭后称棕榈炭)、果实(棕榈子)、嫩叶。

【性　　味】性平,味苦、涩。

【功　　效】收敛止血、解毒消肿。

【用法用量】内服:10 ~ 30 g。

【用药经验】

①崩漏:棕榈炭、仙鹤草、檵木叶各 20 g,水煎服。

②前列腺炎:棕榈子、五花血藤、仙人架桥、猪鬃草、苦参各 10 g,水煎服。

③肩周炎:棕榈嫩叶、土大黄、清风藤、冬青各 30 g,泡酒服。

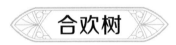

合欢树

Det Hof Huanb

【基　　源】豆科植物合欢。

【用药部位】树皮、花。

【性　　味】性平,味甘。

【功　　效】活血消肿、解郁安神。

【用法用量】内服:10 ~ 15 g。

【用药经验】

①硅肺:合欢皮、白及、百部各 15 g,水煎服。

②心烦不寐:合欢皮、夜交藤、厚朴各 15 g,水煎服。

③阳痿:合欢花、续断、五味子、金樱子、菟丝子各 15 g,水煎服。

小通草

Det Qud Wik

【基　源】旌节花科植物喜马拉雅旌节花、中国旌节花、倒卵叶旌节花、柳叶旌节花、四川旌节花、云南旌节花。

【用药部位】茎髓。

【性　味】性寒,味甘、淡。

【功　效】清热利湿、通络下乳。

【用法用量】内服:10~20 g。

【用药经验】

①风湿痹痛:小通草、对叉疗药、黑骨藤、大风藤、鸡血藤各 20 g,泡酒服。

②水肿:小通草、三白草、水灯芯各 10 g,水煎服。

③产后乳少:小通草、阳雀花根、无花果各 10 g,炖猪脚吃。

梧　桐

Det Hxob Nox

【基　源】梧桐科植物梧桐。

【用药部位】根皮、花、成熟种子。

【性　味】性平,味甘。

【功　效】祛风除湿、清热解毒、健脾消积。

【用法用量】内服:15~50 g。外用:适量。

【用药经验】

①风湿痹痛:梧桐根、铁包金、山栀茶各 30 g,泡酒服。

②烧烫伤:梧桐花适量,烘干研末,麻油调涂患处。

③头发早白:梧桐子、乌饭树叶、女贞子、何首乌、黑芝麻各 15 g,水煎服。连服 1~3 个月。

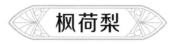

枫荷梨

Zend Fengd Hef Lif

【基　　源】五加科植物树参。

【用药部位】根及根茎。

【性　　味】性温,味甘、淡。

【功　　效】祛风除湿、活血散瘀。

【用法用量】内服:25～50 g。

【用药经验】

①类风湿性关节炎:枫荷梨、大风藤、松节、土茯苓、酸木瓜各 25 g,水煎服。

②半身不遂:枫荷梨、对叉疗药、见血飞、藤萝根、山栀茶各 30 g,水煎服。

③小儿麻痹症后遗症:枫荷梨、岩五加、骨碎补各 20 g,水煎服。

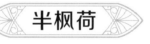

半枫荷

Band Fengd Hef

【基　　源】梧桐科植物翻白叶树或窄叶半枫荷。

【用药部位】根。

【性　　味】性温,味甘、淡。

【功　　效】祛风除湿、活血通络。

【用法用量】内服:20～50 g。

【用药经验】

①手足无力:半枫荷、独活、羌活各 25 g,水煎服。

②腰肌劳损:半枫荷、对叉疗药、花蝴蝶各 30 g,泡酒服。

③半身不遂:半枫荷、藤萝根、见血飞、五加皮、黑骨藤、山栀茶各 20 g,云雾草 15 g,水煎服。

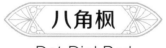

八角枫

Det Diel Bad

【基　　源】八角枫科植物八角枫。

【用药部位】根、根皮、叶。

【性　　味】性温,味辛。有毒。

【功　　效】祛风除湿、散瘀止痛。

【用法用量】内服:10～15 g,或入散剂。外用:适量。

【用药经验】

①风湿痹痛:八角枫根、常春藤、红禾麻各 15 g,泡酒服。

②精神分裂症:八角枫根皮、兰花石参各适量,研末,每次水送服 2 g。

③膝关节肿痛:八角枫叶、芙蓉叶各适量,捣烂敷。

杨　梅

Zend Lil

【基　　源】杨梅科植物杨梅。

【用药部位】根、果实。

【性　　味】性温,味甘、酸。

【功　　效】生津消食、涩肠、止血。

【用法用量】内服:10～50 g。

【用药经验】

①食欲不振:杨梅果、刺梨果各 50 g,泡酒服。

②痔疮出血:杨梅根、仙鹤草、地马蜂各 20 g,水煎服。

③风湿痹痛:杨梅根、排风藤、牛膝各 20 g,水煎服。

南天竹

Det Hlod Naif Tib Zuf

【基　　源】小檗科植物南天竹。

【用药部位】根、果实。

【性　　味】性平,味甘、酸。

【功　　效】清热解毒、止咳平喘。

【用法用量】内服:6～15 g。

【用药经验】

①湿热黄疸:南天竹根、小龙胆草、黄栀子各 10 g,水煎服。

②尿路感染:南天竹根、白茅根、玉米须各 10 g,水煎服。

③咳嗽、哮喘:南天竹子 6 g,桔梗、一朵云、千年耗子屎各 10 g,水煎服。

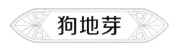

狗地芽

Gux Did Yaf

【基　　源】茄科植物枸杞。

【用药部位】根、果实。

【性　　味】性寒,味甘。

【功　　效】清热泻火、养肝润肺。

【用法用量】内服:10 ~ 30 g。

【用药经验】

①偏头痛:枸杞根、白芷、蓝布正各 15 g,水煎服。

②自汗、盗汗:枸杞根、夜寒苏各 30 g,水煎服。

③肝肾阴虚:枸杞子、五味子、桑椹各 15 g,水煎服。

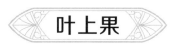

叶上果

Zend Yid Sangd Gox

【基　　源】山茱萸科植物青荚叶、西域青荚叶或中华青荚叶。

【用药部位】根、叶。

【性　　味】性平,味辛、微甘。

【功　　效】祛风除湿、活血通络。

【用法用量】内服:10 ~ 15 g。外用:适量。

【用药经验】

①骨折:叶上果叶、泽兰、接骨丹各适量,捣烂敷。

②子宫脱垂:叶上果根、阳雀花根、臭牡丹根各 10 g,水煎服。

③妇女久不孕:叶上果根、山栀茶根、月季花根、白芍、牡丹皮各 10 g,水煎加甜酒服。

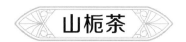

山栀茶

Det Vob Gangb Bad Lis

【基　　源】海桐科植物光叶海桐、海金子、狭叶海桐。

【用药部位】根。

【性　　味】性温,味苦、辛。

【功　　效】活血通络、消肿止痛。

【用法用量】内服:10～50 g。

【用药经验】

①神经衰弱:山栀茶50 g,桑寄生30 g,云雾草15 g,泡酒服。

②肺结核:山栀茶、隔山消、淫羊藿、骚羊古、地扣子各30 g,泡酒服。

③低血压:山栀茶、鸡血藤、蓝布正各20 g,水煎服。

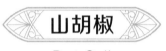

山胡椒

Det Sail

【基　　源】樟科植物山胡椒。

【用药部位】根、嫩叶、果。

【性　　味】性温,味辛。

【功　　效】祛风除湿、排脓生肌。

【用法用量】内服:3～30 g。外用:适量。

【用药经验】

①消瘦:山胡椒根、阳雀花根、臭牡丹根、大血藤、鸡血藤各30 g,泡酒服。

②中风瘫痪:山胡椒果、黄荆子各3 g,研末服。

③疮疡:山胡椒叶、枫香树嫩叶、地柏枝各适量,捣烂敷。

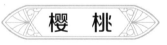

樱　桃

Zend Wab

【基　　源】蔷薇科植物樱桃。

【用药部位】果实、果核、叶。

【性　　味】性温,味甘。

【功　　效】补中益气、发表透疹、解毒杀虫。

【用法用量】内服:10～50 g。外用:适量。

【用药经验】

①肺气虚弱:樱桃果30～50 g,食果肉。

②麻疹透发不畅:樱桃核、芫荽各10 g,水煎服。

③毒虫蜇伤:樱桃叶适量,捣烂敷。

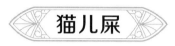

猫儿屎

Mob Ex Six

【基　　源】木通科植物猫儿屎。

【用药部位】根、果实、树脂。

【性　　味】性平,味甘、辛。

【功　　效】祛风除湿、止咳化痰。

【用法用量】内服:10～20 g。

【用药经验】

①风湿痹痛:猫儿屎根、岩五加、铁包金各 20 g,水煎服。

②便秘:猫儿屎果、土大黄、大泡通根各 10 g,水煎服。

③皮肤皲裂:猫儿屎树脂适量,研末调擦患处。

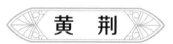

黄　荆

Det Hsongd

【基　　源】马鞭草科植物黄荆。

【用药部位】果实(黄荆子)、叶。

【性　　味】性温,味辛、苦。

【功　　效】祛风除湿、解表平喘。

【用法用量】内服:10～15 g。

【用药经验】

①哮喘:黄荆子、白果各适量,捣烂,捏成手指头大小贴于定喘穴、大椎穴。

②慢性气管炎:黄荆子、臭山羊、忍冬叶各 10 g,水煎服。

③风寒感冒:黄荆叶、鱼鳅串、马鞭草各 15 g,水煎服。

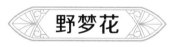

野梦花

Det Reix Xangb

【基　　源】瑞香科植物瑞香。

【用药部位】根、花、叶。

【性　　味】性平,味甘、辛。

【功　　效】活血止痛、除湿、降糖。

【用法用量】内服:10～20 g。外用:适量。

【用药经验】

①骨质增生:野梦花根、蜘蛛抱蛋、钩藤根、冬青根、山栀茶、见血飞、岩马桑各 20 g,泡酒服。

②乳腺癌:野梦花叶、八仙草各适量,捣烂敷。

③消渴:野梦花根、绞股蓝、盘龙参、夜关门各 10 g,水煎服。

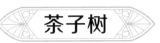

茶子树

Det Caf Zix Sud

【基　　源】山茶科植物油茶。

【用药部位】根、花、果实榨取的油脂(茶子果油)。

【性　　味】性平,味苦。

【功　　效】活血消肿、清热解毒。

【用法用量】内服:10～30 g。外用:适量。

【用药经验】

①跌打损伤:茶子树根、岩马桑根、四块瓦各 30 g,泡酒服。

②月经不调:茶子树花、月季花、益母草各 10 g,白(米)酒、水各半煎服。

③水火烫伤:茶子果油、虎杖粉、黄柏粉各适量,调敷患处。

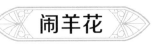

闹羊花

Det Nex Yangf Huab

【基　　源】杜鹃花科植物羊踯躅。

【用药部位】根、花。

【性　　味】性温,味辛。有毒。

【功　　效】祛风除湿、解毒止痒。

【用法用量】内服:5～10 g。外用:适量。

【用药经验】

①骨质增生疼痛:闹羊花根、万年炮、血水草、地下明珠、一枝蒿各适量,泡酒擦。

②痛经:闹羊花花适量,研末,用糯米粉调敷肚脐。

③顽固瘙痒:闹羊花花、花椒、红禾麻各适量,泡醋擦。

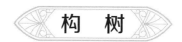

构 树

Det Ghab Yud

【基　　源】桑科植物构树。

【用药部位】叶、果实(楮实)、树皮。

【性　　味】性寒,味甘。

【功　　效】清热解毒、补肾强筋。

【用法用量】内服:10～30 g。外用:适量。

【用药经验】

①须发早白:楮实、女贞子、金樱子、五味子、桑椹各 30 g,泡酒服。

②皮肤瘙痒:构树叶、千里光各适量,水煎洗。

③神经性皮炎:构树皮、芙蓉树皮、木槿树皮各适量,泡醋擦。

桂 花

Bangx Guid Fab

【基　　源】木樨科植物木樨。

【用药部位】根、叶、花。

【性　　味】性温,味甘、辛。

【功　　效】祛风除湿、散寒止痛。

【用法用量】内服:10～15 g。外用:适量。

【用药经验】

①风湿痹痛:桂花根、铁包金、红禾麻各 15 g,水煎服。

②口臭:桂花、藿香、薄荷各 10 g,泡水含漱。

③漆疮:桂花叶、韭菜各适量,捣烂,取汁涂。

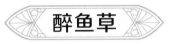

醉鱼草
Det Zeid Wif Cox

【基　　源】醉鱼草科植物醉鱼草。

【用药部位】全株。

【性　　味】性温,味辛、苦。有毒。

【功　　效】祛风止痛、解毒杀虫、止咳。

【用法用量】内服:5～10 g。外用:适量。

【用药经验】

①风湿关节痛:醉鱼草、千斤藤、常春藤各适量,水煎洗。

②风寒咳嗽:醉鱼草花、枇杷花、岩马桑花各 10 g,水煎去渣,加蜂蜜调服。

③妇女阴痒:醉鱼草叶、苦参、蛇床子各适量,水煎坐浴。

④脚癣:醉鱼草叶适量,捣烂,加白矾少许,拌匀擦患处。

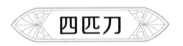

四匹刀
Sid Pix Dob

【基　　源】卫矛科植物卫矛。

【用药部位】带翅茎枝。

【性　　味】性寒,味苦、辛。

【功　　效】消肿散结、活血散瘀。

【用法用量】内服:10～15 g。

【用药经验】

①肺癌、肝癌、子宫癌:四匹刀、排风藤、烂板草、漆姑草、八仙草各 15 g,水煎服。

②腹中有包块:四匹刀、排风藤、三棱、苍术各 15 g,水煎服。

③产后血瘀腹痛:四匹刀、见血飞、虎杖各 10 g,水煎服。

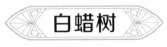

白蜡树
Det Bad Xib

【基　　源】木樨科植物白蜡树。

【用药部位】根、树皮(秦皮)、带虫树脂(虫白蜡)。

【性　　味】性寒,味苦、涩。

【功　　效】清热燥湿、解毒止痛。

【用法用量】内服:10～15 g。

【用药经验】

①风湿痹痛:白蜡树根、大风藤、牛膝各 15 g,水煎服。

②肠炎、痢疾:秦皮、三月泡根各 10 g,水煎服。

③牛皮癣:虫白蜡、白鲜皮各适量,研末调擦。

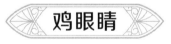

凉粉柴

Det Def Hxit

【基　　源】马鞭草科植物腐婢。

【用药部位】全株、叶。

【性　　味】性平,味辛、微苦。

【功　　效】清热解毒、祛风止痒。

【用法用量】内服:10～20 g。外用:适量。

【用药经验】

①肺痨:凉粉柴、十大功劳各 20 g,水煎服。

②皮肤瘙痒:凉粉柴、透骨香各适量,水煎洗。

③蜂蜇伤:凉粉柴叶适量,捣烂,取汁擦患处。

鸡眼睛

Hliongb Mais Gheib

【基　　源】省沽油科植物野鸦椿。

【用药部位】根皮、果实(野鸦椿子)。

【性　　味】性温,味辛、苦。

【功　　效】消肿散结、祛风止痛。

【用法用量】内服:10～15 g。

【用药经验】

①脱肛、子宫脱垂:鸡眼睛根、升麻、臭牡丹根各 15 g,水煎服。

②小儿水痘:野鸦椿子、川芎、党参各 10 g,水煎服。

③偏头痛:野鸦椿子、白芷各 15 g,水煎服。

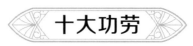

十大功劳
Det Hmib Nangl

【基　　源】小檗科植物十大功劳。

【用药部位】全株。

【性　　味】性寒,味苦。

【功　　效】清热解毒、滋阴清肺。

【用法用量】内服:10 ~ 20 g。

【用药经验】

①慢性肝炎:十大功劳、六月雪、地星宿各 20 g,水煎服。

②肺痨:十大功劳、红马蹄、三白草各 15 g,水煎服。

③肾结石:十大功劳、化石草、金钱草、车前草、海金沙藤各 20 g,水煎服。

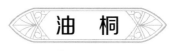

油　桐
Det Yux

【基　　源】大戟科植物油桐。

【用药部位】叶、花、果实。

【性　　味】性寒,味甘、辛。有小毒。

【功　　效】清热燥湿、拔毒散结。

【用法用量】外用:适量。

【用药经验】

①腿脚水肿:油桐叶、楠木叶各适量,水煎洗。

②水火烫伤:油桐花适量,泡桐油,取涂患处。

③鸡眼:取油桐鲜果 1 个,划开,取油脂擦。

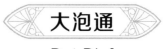

大泡通
Det Dluf

【基　　源】五加科植物穗序鹅掌柴。

【用药部位】根、根皮、叶。

【性　　味】性寒,味苦、涩。

【功　　效】清热解毒、通利肠道、强筋健骨、解毒敛疮。

【用法用量】内服:10~30 g。外用:适量。

【用药经验】

①大便秘结:大泡通根 30 g,火麻仁、蓖麻仁各 10 g,水煎服。

②骨折:大泡通根皮、泽兰各适量,捣烂敷。

③无名肿毒:大泡通叶、黄瓜香各适量,捣烂敷。

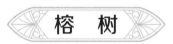

榕　树

Det Rongf Sud

【基　　源】桑科植物榕树。

【用药部位】叶、气生根(榕须)、乳汁。

【性　　味】性平,味苦、涩。

【功　　效】祛风止痒、消肿止痛。

【用法用量】内服:10~30 g。外用:适量。

【用药经验】

①风湿关节痛:榕须、木芙蓉根各 30 g,泡酒服。

②牛皮癣:榕树乳汁适量,涂患处。

③支气管炎:榕树叶 30 g,甘草 10 g,水煎服。

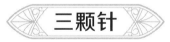

三颗针

Ghab Jongx Jenb Huab Xox Box

【基　　源】小檗科植物豪猪刺。

【用药部位】根。

【性　　味】性寒,味苦。

【功　　效】清热泻火、解毒燥湿。

【用法用量】内服:10~15 g。

【用药经验】

①胆囊炎:三颗针、龙胆草、排风藤各 10 g,水煎服。

②肠炎、痢疾:三颗针、白头翁各 15 g,水煎服。

③口腔炎:三颗针、开喉箭各 10 g,水煎含咽。

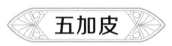

五加皮
Vob Bel Tiongd

【基　　源】五加科植物细柱五加。
【用药部位】根皮。
【性　　味】性温,味苦、辛。
【功　　效】祛风除湿、强筋壮骨。
【用法用量】内服:10 ~ 30 g。
【用药经验】
①劳伤腰痛:五加皮、大血藤、岩马桑各 30 g,泡酒服。
②健忘、失眠:五加皮、石菖蒲、山栀茶、远志、夜交藤各 10 g,水煎服。
③低血压:五加皮、岩豆藤、血人参各 30 g,水煎服。

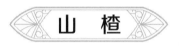

山　楂
Zend Saib Zab

【基　　源】蔷薇科植物山楂。
【用药部位】果实。
【性　　味】性温,味甘、酸。
【功　　效】健胃消食,行气散瘀。
【用法用量】内服:10 ~ 30 g。
【用药经验】
①消化不良:山楂、隔山消、鸡屎藤各 20 g,水煎服。
②食肉不消:山楂、算盘七各 10 g,鸡内金 5 g,水煎服。
③高脂血症:山楂、丹参、荷叶、绞股蓝、杉皮各 10 g,水煎服。

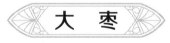

大　枣
Zend Git Gheib Hlieb

【基　　源】鼠李科植物大枣。

【用药部位】果实。

【性　　味】性平,味甘。

【功　　效】收敛止泻、祛痰镇咳、养肝利胆。

【用法用量】内服:5~15 g。

【用药经验】

①脾虚腹泻:大枣、陈茶叶各 15 g,水煎服。

②小儿百日咳:大枣、白扁豆各 15 g,生姜 3 片,水煎服。

③高胆固醇:大枣、灵芝、郁金各 15 g,水煎服。

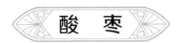

酸 枣

Zend Git Gheib Hxub

【基　　源】鼠李科植物酸枣。

【用药部位】种子(酸枣仁)、根皮。

【性　　味】性平,味甘、酸。

【功　　效】宁心安神、养肝敛汗。

【用法用量】内服:10~15 g。外用:适量。

【用药经验】

①虚烦不眠:酸枣仁、夜交藤、土人参各 15 g,水煎服。

②虚汗:酸枣仁、夜寒苏各 15 g,水煎服。

③烧烫伤:酸枣根皮适量,研末,麻油调涂。

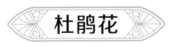

杜鹃花

Bangx Liangx Lil

【基　　源】杜鹃花科植物杜鹃。

【用药部位】根、花。

【性　　味】性平,味甘。

【功　　效】祛风止痛、活血调经。

【用法用量】内服:15~30 g。

【用药经验】

①坐骨神经痛:杜鹃花根、南蛇藤、山冬青各 30 g,泡酒服。

②痛经、闭经:杜鹃花、红花、桃仁各 10 g,水煎服。

③子宫内膜炎:杜鹃花、地稔、一点红各 15 g,水煎服。

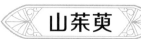

山茱萸
Det Gaf Vud

【基　　源】山茱萸科植物山茱萸。

【用药部位】果肉。

【性　　味】性温,味酸、涩。

【功　　效】补益肝肾、涩精固脱。

【用法用量】内服:10 ~ 15 g。

【用药经验】

①肾虚腰痛:山茱萸、山药、熟地、杜仲、臭牡丹根各 15 g,水煎服。

②阳痿遗精:山茱萸、金樱子、五味子各 15 g,水煎服。

③尿频:山茱萸、金樱子、桑螵蛸各 10 g,水煎服。

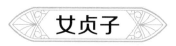

女贞子
Zend Det Ghad Jangb

【基　　源】木樨科植物女贞。

【用药部位】果实。

【性　　味】性凉,味甘、苦。

【功　　效】清热解毒、补肝益肾。

【用法用量】内服:10 ~ 20 g。

【用药经验】

①须发早白:女贞子、制首乌、广枙仁各 20 g,水煎服。

②烧烫伤:女贞子、虎杖根、黄柏各适量,共研为末,麻油调涂。

③肾虚耳鸣:女贞子、五味子、响铃草各 20 g,水煎服。

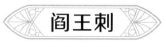

阎王刺
Bel Jit Fis

【基　　源】豆科植物云实。

【用药部位】根、种子（云实）。

【性　　味】性凉,味苦、涩。

【功　　效】祛风除湿、发表散寒、解毒消肿。

【用法用量】内服:5~30 g。

【用药经验】

①骨质增生:阎王刺根、山冬青、刺楸、刺桐、野梦花各 30 g,酒泡服。

②风湿关节痛:阎王刺根、透骨香、山苍子根各 10 g,水煎服。

③咽喉炎:云实、矮陀陀、地苦胆各 5 g,水煎含咽。

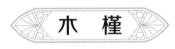

木　槿

Muf Jenx

【基　　源】锦葵科植物木槿。

【用药部位】树皮、花。

【性　　味】性平,味甘。

【功　　效】补虚止汗、杀虫止痒。

【用法用量】内服:10~20 g。外用:适量。

【用药经验】

①体虚盗汗:木槿花 10 g,臭牡丹根、夜寒苏各 20 g,水煎服。

②顽癣:木槿皮、白鲜皮、斑蝥、雄黄、硫黄各适量,泡酒擦。

③外阴湿痒:木槿皮、蛇倒退、苦参各适量,水煎洗。

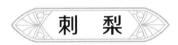

刺　梨

Zend Bel Tok

【基　　源】蔷薇科植物缫丝花或单瓣缫丝花。

【用药部位】根、嫩叶。

【性　　味】性平,味酸、涩。

【功　　效】健胃消食、收敛止泻、解毒疗疮。

【用法用量】内服:10~30 g。外用:适量。

【用药经验】

①消化不良:刺梨根、鸡屎藤、隔山消各 15 g,水煎服。

②慢性胃炎:刺梨根、野荞麦、水三七各 20 g,水煎服。

③烂脚丫:刺梨嫩叶适量,捣烂,夹于脚趾缝内。

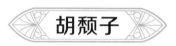

胡颓子

Zend Jek Nangs

【基　　源】胡颓子科植物胡颓子。

【用药部位】根、叶。

【性　　味】性平,味苦、酸。

【功　　效】清热解毒、止咳平喘、祛风利湿、行瘀止血。

【用法用量】内服:10 ~ 30 g。

【用药经验】

①股骨头坏死:胡颓子根、黑骨藤、南蛇藤、五加皮、骨碎补各 20 g,川芎、云雾草各 10 g,水煎服。

②产后浮肿:胡颓子根、三白草、益母草各 15 g,水煎服。

③高血压:胡颓子叶、白果叶、绞股蓝各 10 g,水煎服。

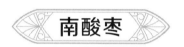

南酸枣

Nangf Saib Zex

【基　　源】漆树科植物南酸枣。

【用药部位】树皮、种子(南酸枣仁)。

【性　　味】性凉,味酸、涩。

【功　　效】解毒杀虫、除湿收敛、行气活血。

【用法用量】内服:10 ~ 15 g。

【用药经验】

①带下清稀:南酸枣皮、椿树皮、益母草各 10 g,水煎服。

②胸痹、心悸:南酸枣仁、凤眼果、红升麻各 10 g,水煎服。

③胆结石、肾结石:南酸枣仁、化石草、金钱草、郁金、车前草各 15 g,水煎服。

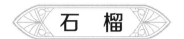

石　榴
ZEND LOT ONGT

【基　　　源】石榴科植物石榴。

【用药部位】果皮。

【性　　　味】性温,味酸、涩。

【功　　　效】涩肠止泻、止血消肿。

【用法用量】内服:10~15 g。

【用药经验】

①肠炎、痢疾:石榴皮(炒)、地马蜂各 10 g,水煎服。

②水泻:石榴皮、土升麻根、辣蓼各 15 g,水煎服。

③痔疮出血:石榴皮、苍耳草、水黄连各 15 g,水煎服。

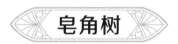

皂角树
DET DEF SAD BIL

【基　　　源】豆科植物皂荚。

【用药部位】树皮、棘刺(皂角刺)、果实(皂荚)。

【性　　　味】性温,味辛、咸。果实有小毒。

【功　　　效】燥湿止痒、软坚散结。

【用法用量】内服:5~10 g,或入散剂。外用:适量。

【用药经验】

①胃痛:皂角树皮 10 g,穿心莲、刺天茄根各 5 g,水煎服。

②顽癣:皂荚、木槿皮、土大黄各适量,泡醋擦。

③乳腺增生:皂角刺、橘核、莱菔子各适量,共研为末,水送服。每次 2 g,每日 3 次。

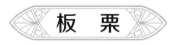

板　栗
ZEND GHOD PIT

【基　　　源】壳斗科植物栗。

【用药部位】种仁、果壳。

【性　　味】性平,味甘、涩。

【功　　效】补肾强筋、养胃健脾。

【用法用量】内服:15~30 g。

【用药经验】

①消化不良:板栗、鸡屎藤各 30 g,水煎服。

②胃出血:板栗、算盘子各 15 g,水煎服。

③便血:板栗壳、仙鹤草、地榆各 15 g,水煎服。

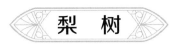

梨　树

Det Vax

【基　　源】蔷薇科植物白梨、沙梨、雪梨、秋子梨等。

【用药部位】果实。

【性　　味】性凉,味甘、微酸。

【功　　效】生津润燥、清热化痰。

【用法用量】内服:1~5 个。

【用药经验】

①百日咳:取梨 1 个,挖去心,加入川贝末 3 g,蒸熟吃。

②小儿久咳:取梨 1 个,刺 50 个孔,每孔放 1 粒花椒,用面粉裹后煨熟,去椒食用。

③发热口渴:取梨数个,捣烂取汁,加蜂蜜煮开后用凉开水兑服。

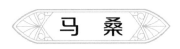

马　桑

Det Wik

【基　　源】马桑科植物马桑。

【用药部位】根、叶。

【性　　味】性寒,味辛、苦。有毒。

【功　　效】清热解毒、消肿散结。

【用法用量】内服:5~10 g。外用:适量。

【用药经验】

①狂犬咬伤:马桑根、黑竹根、扁竹根各 10 g,水煎服。

②痈疖肿毒:马桑叶适量,捣烂敷。

③痞块:马桑根 5 g,仙人掌 15 g,炖猪肉吃。

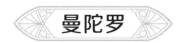

曼陀罗

Jab Hmid Gangb

【基　　源】茄科植物曼陀罗。

【用药部位】花(洋金花)、叶。

【性　　味】性温,味辛。有毒。

【功　　效】止咳平喘、麻醉止痛。

【用法用量】外用:适量。

【用药经验】

①哮喘:曼陀罗叶适量,制烟吸。

②牙痛:洋金花适量,制烟吸,烟含口中,不能吞。

③胃肠痉挛:曼陀罗叶适量,捣烂取汁擦。

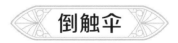

土茯苓

Bul Dud Dak

【基　　源】百合科植物土茯苓。

【用药部位】根、嫩茎。

【性　　味】性平,味甘、淡。

【功　　效】清热解毒、通利关节。

【用法用量】内服:30～50 g。外用:适量。

【用药经验】

①梅毒:土茯苓 50 g,苍耳草、苦参各 20 g,水煎服并用煎液洗患处。

②关节肿痛:土茯苓、松节、牛膝、大风藤、排风藤各 30 g,水煎服。

③外伤疤痕:土茯苓嫩茎适量,折断取汁涂患处。

倒触伞

Bul Yex Dleb

【基　　源】蔷薇科植物空心泡。

【用药部位】根。

【性　　味】性凉,味甘、涩。

【功　　效】祛风利湿、活血散瘀。

【用法用量】内服:10～15 g。

【用药经验】

①跌打瘀血:倒触伞、见血飞、散血莲各 15 g,酒、水各半煎服。

②倒经:倒触伞、艾叶、韭菜根各 10 g,水煎服。

③体虚盗汗:倒触伞、土人参、夜寒苏各 10 g,炖肉吃。

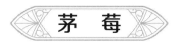

茅　莓

Mof Meif

【基　　源】蔷薇科植物茅莓。

【用药部位】根。

【性　　味】性凉,味苦、涩。

【功　　效】清热解毒、利尿排石。

【用法用量】内服:10～30 g。

【用药经验】

①慢性肝炎:茅莓、虎杖、六月雪、大乌泡、三颗针各 10 g,水煎服。

②胆、肾结石:茅莓、化石草、金钱草、十大功劳、鹿角刺根皮各 30 g,水煎服。

③消渴:茅莓、楤木皮、松树皮各 20 g,水煎服。

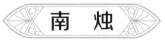

南　烛

Nangf Zuf

【基　　源】杜鹃花科乌饭树。

【用药部位】叶、果实。

【性　　味】性平,味甘、酸、涩。

【功　　效】强筋健骨、消肿止痛。

【用法用量】内服:10～30 g,或入丸剂。

【用药经验】

①清肝明目:南烛叶、小龙胆草各 10 g,水煎浓缩,温酒调服。

②乌须发:南烛嫩叶(蒸熟晒干)、桑叶、山茱萸、白果各 50 g,熟地、白术各 1000 g,花椒 150 g,共研为末,制蜜丸。每日 25 g,早晨酒送服。

③舒筋、明目:南烛子 500 g,山药、枸杞子、熟地、山茱萸、桑叶各 500 g,桑椹、芡实各

250 g,茯苓 200 g,共研为末,制蜜丸。每日 25 g,早晨酒送服。

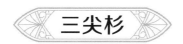

三尖杉

Det Gheid Liod

【基　　源】三尖杉科植物三尖杉。

【用药部位】枝叶、种子(血榧)。

【性　　味】性平,味甘、苦、涩。

【功　　效】软坚散结、润肺止咳、消积。

【用法用量】内服:10 ~ 30 g。

【用药经验】

①各种癌症、白血病:三尖杉、排风藤、八仙草各 30 g,水煎服。

②咽喉肿痛:血榧、射干、八爪金龙各 10 g,水煎服。

③食积:血榧 7 枚,鸡内金 3 g,共研为末,水送服。

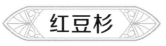

红豆杉

Det Gheid Liod Xok

【基　　源】红豆杉科植物红豆杉。

【用药部位】树皮、根、果实。

【性　　味】性平,味甘、涩。

【功　　效】清热解毒、软坚散结。

【用法用量】内服:10 ~ 30 g。

【用药经验】

①咽喉炎:红豆杉果、瓜子金各 10 g,水煎服。

②跌打损伤:红豆杉根、岩马桑根、散血飞各 30 g,泡酒服。

③胃癌、肠癌:红豆杉皮、白花蛇舌草、夏枯草各 30 g,水煎服。

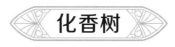

化香树

Det Jab Jib

【基　　源】胡桃科植物化香树。

【用药部位】树皮、叶。

【性　　味】性热,味辛。有毒。

【功　　效】解毒消肿、燥湿杀虫。

【用法用量】外用:适量。

【用药经验】

①痈疮:化香树叶、雷公藤叶各适量,捣烂外敷。

②骨髓炎:化香树叶、化香树皮适量,捣烂泡冷水,取水浸液浸泡患处,每日 1 次,每次数小时。

③烂脚丫:化香树皮适量,泡石灰水,取上清液擦患处。

毛冬青
Mof Dongb Qenb

【基　　源】冬青科植物毛冬青。

【用药部位】根、叶。

【性　　味】性凉,味甘、苦。

【功　　效】清热解毒、活血消肿。

【用法用量】内服:15 ~ 50 g。外用:适量。

【用药经验】

①咽喉痛:毛冬青根、牛膝各 15 g,水煎服。

②感冒咳嗽:毛冬青根 30 g,水煎服。

③烧烫伤:毛冬青叶适量,研末,菜油调擦。

橘子树
Det Zend Gheik Lis

【基　　源】芸香科植物橘及其栽培变种。

【用药部位】果皮、叶、果核。

【性　　味】性温,味苦、辛。

【功　　效】疏肝理气、消肿散结。

【用法用量】内服:5 ~ 10 g,或入散剂。外用:适量。

【用药经验】

①胸闷咳嗽:橘皮、枇杷花各 10 g,生姜 3 片,水煎服。

②乳腺增生：橘核、莱菔子、丹参各适量，共研为末，水送服。每次 2 g，每日 3 次。

③乳痈：橘叶、蒲公英各适量，捣烂，敷患处。

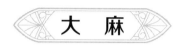

大 麻
Dad Maf

【基　　源】桑科植物大麻。

【用药部位】果实（火麻仁）、叶。

【性　　味】性平，味甘。

【功　　效】润肠通便、活血散瘀。

【用法用量】内服：5～10 g。

【用药经验】

①便秘：火麻仁、蓖麻仁、大黄各 5 g，水煎服。

②月经不调：大麻叶、活血丹、益母草各 10 g，水煎服。

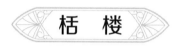

栝 楼
Zend Fab Xed

【基　　源】葫芦科植物栝楼。

【用药部位】果实、根（天花粉）。

【性　　味】性寒，味甘。

【功　　效】清热生津、润肺宽胸。

【用法用量】内服：10～30 g。

【用药经验】

①乳腺炎：栝楼、蒲公英、金银花各 15 g，水煎服。

②肺热咳嗽：栝楼、玄参、桔梗各 10 g，水煎服。

③消渴：天花粉、山药、知母、麦冬、石斛各 15 g，水煎服。

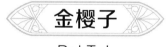

金樱子
Bel Tok

【基　　源】蔷薇科植物金樱子。

【用药部位】果实、根。

【性　　味】性平,味甘、酸、涩。

【功　　效】固精缩尿、涩肠止泻。

【用法用量】内服:10～30 g。

【用药经验】

①遗精:金樱子30 g,菟丝子、五味子各15 g,水煎服。

②遗尿:金樱子根、夜关门各30 g,桑螵蛸10 g,水煎服。

③肠炎、痢疾:金樱子根、仙鹤草各30 g,水煎服。

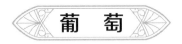

葡　萄

Zend Gheid

【基　　源】葡萄科植物葡萄。

【用药部位】果实、根、藤。

【性　　味】性平,味甘、酸。

【功　　效】补气强筋、利尿消肿。

【用法用量】内服:15～30 g,鲜品剂量加大。

【用药经验】

①痢疾:葡萄500 g,生姜250 g,捣烂取汁,加蜂蜜适量,兑入热浓茶,频饮。

②尿血:葡萄根、仙鹤草各30 g,水煎服。

③风湿:葡萄藤、大风藤、大红藤各30 g,水煎服。

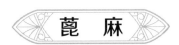

蓖　麻

Det Zend Gangb Hseik Liod

【基　　源】大戟科植物蓖麻。

【用药部位】根、种子。

【性　　味】性平,味甘、辛。有毒。

【功　　效】拔毒消肿、泻下通涩、祛风解痉。

【用法用量】内服:3～50 g。外用:适量。

【用药经验】

①金属或竹木入肉:蓖麻仁适量,捣烂加桐油调敷。

②脱肛、子宫下垂:蓖麻仁适量,捣烂敷于百会穴。

③癫痫:蓖麻根 50 g,鸡蛋 2 枚,黑醋适量,水煎服。连服数日。

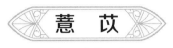

薏苡

Zend Ded

【基　　源】禾本科植物薏苡。

【用药部位】根、种仁。

【性　　味】性凉,味甘、苦。

【功　　效】清热排脓、健脾除湿、除痹止泻。

【用法用量】内服:15 ~ 30 g。

【用药经验】

①肾炎:薏苡根、海金沙、车前草各 15 g,水煎服。

②水肿:薏苡根、大泡通、山高粱各 15 g,水煎服。

③尿路感染:薏苡仁、三白草、车前草各 20 g,水煎服。

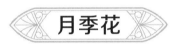

月季花

Bangx Bel Liangx

【基　　源】蔷薇科植物月季花。

【用药部位】根、花。

【性　　味】性温,味甘。

【功　　效】活血消肿、散结止痛。

【用法用量】内服:10 ~ 30 g。

【用药经验】

①月经不调:月季花、红牛膝、益母草各 10 g,水煎服。

②宫寒不孕:月季花、黄花菜根、徐长卿各 15 g,水煎服。

③久婚不孕:月季花根、叶上果根、山栀茶根各 20 g,甜酒、水各半煎服。

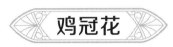

鸡冠花

Bangx Hnib Gheib

【基　　源】苋科植物鸡冠花。

【用药部位】花。

【性　　味】性凉,味甘、涩。

【功　　效】收涩、止血、止带、止痛。

【用法用量】内服:10～30 g。

【用药经验】

①鼻出血:鸡冠花、仙鹤草、侧柏叶各10 g,水煎服。

②带下:鸡冠花、白扁豆花、地稔各10 g,水煎服。

③菌痢:鸡冠花、白头翁、土升麻各10 g,水煎服。

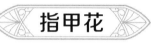

指甲花
Bangx Gent Bil

【基　　源】凤仙花科植物凤仙花。

【用药部位】花、全草(凤仙透骨草)。

【性　　味】性温,味甘、微苦。

【功　　效】祛风除湿、活血止痛。

【用法用量】内服:3～10 g。外用:适量。

【用药经验】

①风湿关节痛:凤仙透骨草、牛膝、桑枝、大风藤、鸡血藤各10 g,水煎服。

②跌打扭伤:凤仙透骨草、韭菜根、酢浆草各适量,共捣烂,加酒糟和匀敷患处。

③灰指甲:凤仙花(白色)适量,泡醋浸患处,每次30 min。

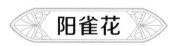

阳雀花
Bangx Yangf Qef Huab

【基　　源】豆科植物云南锦鸡儿。

【用药部位】根。

【性　　味】性平,味甘、辛。

【功　　效】活血理气、益肾坚阴、抗癌消肿。

【用法用量】内服:20～50 g。

【用药经验】

①乳汁不足:阳雀花根、奶浆藤、无花果各30 g,炖猪蹄吃。

②体虚盗汗:阳雀花根、夜寒苏、党参各30 g,水煎服。

③乳腺癌:阳雀花根、猕猴桃根、蒲公英、皂角刺、橘叶、八仙草各 20 g,水煎服。

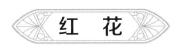

红　花

Bangx Xok

【基　　　源】菊科植物红花。

【用药部位】花。

【性　　　味】性温,味辛。

【功　　　效】活血通经、散瘀止痛。

【用法用量】内服:5 ~ 10 g。

【用药经验】

①瘀血闭经:红花、桃仁、当归、丹参、香附各 10 g,益母草、小血藤各 15 g,水煎服。

②腹中包块:红花、桃仁、川芎、当归、见血飞各 10 g,水煎服。

③闭经、痛经:红花、桃仁、川芎、当归、桂枝各 10 g,水煎服。

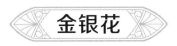

金银花

Bangx Ghad Dlad

【基　　　源】忍冬科植物忍冬。

【用药部位】花、藤茎(忍冬藤)。

【性　　　味】性寒,味甘、微苦、辛。

【功　　　效】清热解毒、疏风通络。

【用法用量】内服:10 ~ 30 g。

【用药经验】

①肺热咳嗽:金银花、桑白皮、鱼腥草、枇杷花、臭山羊各 15 g,水煎服。

②风热感冒:金银花、藿香、紫苏叶各 10 g,水煎服。

③风湿关节痛:忍冬藤、常春藤、千斤藤各 15 g,水煎服。

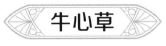

牛心草

Det Niuf Xenb Cox

【基　　　源】列当科植物野菰。

【用药部位】全株。

【性　　味】性凉,味辛、苦。

【功　　效】清热解毒、化瘀消肿。

【用法用量】内服:5～10 g。

【用药经验】

①冠心病:牛心草、蛇苽、穿心莲各 10 g,水煎服。

②脑供血不足:牛心草、路路通、四字通各 10 g,水煎服。

③骨髓炎:牛心草、铁包金、瓜子金各 10 g,水煎服。

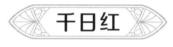

千日红

Bangx Qib Rif Hongf

【基　　源】苋科植物千日红。

【用药部位】花。

【性　　味】性平,味甘、咸。

【功　　效】清肝明目、止咳平喘。

【用法用量】内服:10～15 g。

【用药经验】

①目赤肿痛:千日红、天青地白、三颗针各 10 g,水煎服。

②慢性气管炎:千日红、云雾草、黄栀子、金银花各 10 g,栝楼 30 g,水煎服。

③哮喘:千日红、麻黄、千年耗子屎各 10 g,水煎服。

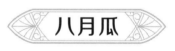

八月瓜

Jab Dongx Bat

【基　　源】木通科植物三叶木通。

【用药部位】果实、根、藤。

【性　　味】性微寒,味甘。

【功　　效】活血通脉、清热利尿。

【用法用量】内服:10～30 g。

【用药经验】

①疝气:八月瓜果、茴香根、臭牡丹花各 15 g,水煎服。

②睾丸炎:八月瓜根、巴茅果、苦参各 20 g,水煎服。

③偏瘫:八月瓜藤、南蛇藤、枫荷梨、见血飞、藤萝根各 30 g,水煎服。

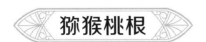

狝猴桃根

Ghab Jongx Zend Ghof Baif

【基　　源】猕猴桃科植物中华猕猴桃。

【用药部位】根。

【性　　味】性寒,味苦、涩。有小毒。

【功　　效】清热解毒、消肿散结。

【用法用量】内服:15～30 g。

【用药经验】

①九子疡:猕猴桃根、夏枯草、土茯苓、虾脊兰、地瓜藤各 30 g,水煎服。

②胃癌:猕猴桃根、金丝桃、穿心莲各 30 g,水煎服。

③乳腺癌:猕猴桃根、皂角刺、栝楼壳、蒲公英、八仙草各 30 g,水煎服。

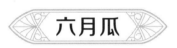

六月瓜

Fab Hlat Diut

【基　　源】木通科植物西南野木瓜。

【用药部位】果实、根。

【性　　味】性温,味甘。

【功　　效】调气补虚、止咳镇痛。

【用法用量】内服:10～30 g。

【用药经验】

①肾虚腰痛:六月瓜、杜仲、臭牡丹根各 30 g,甜酒水煎服。

②疝气:六月瓜、茴香根、木通各 10 g,水煎服。

③劳伤咳嗽:六月瓜根、淫羊藿、矮地茶各 20 g,水煎服。

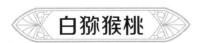

白猕猴桃

Zend Gheik Mongs Dlub

【基　　源】猕猴桃科植物毛花猕猴桃。

【用药部位】根、叶。

【性　　味】性寒,味甘、酸。

【功　　效】清热利湿、消肿解毒。

【用法用量】内服:30～60 g。外用:适量。

【用药经验】

①湿热带下:白猕猴桃根、苎麻根、益母草各 30 g,水煎服。

②骨折:白猕猴桃叶、韭菜根各适量,捣烂,加酒包敷患处。

③胃癌、鼻炎癌:白猕猴桃根、金丝桃、石上柏各 30 g,水煎服。

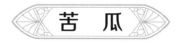

苦　瓜

Fab Ib

【基　　源】葫芦科植物苦瓜。

【用药部位】果实、叶。

【性　　味】性寒,味苦。

【功　　效】清热解毒、消肿杀虫。

【用法用量】内服:10～15 g。外用:适量。

【用药经验】

①湿疹:苦瓜适量,捣烂,取汁擦患处。

②高热心烦:苦瓜叶、淡竹叶、灯心草各 10 g,水煎服。

③痈疮肿毒:苦瓜叶、虎耳草各适量,捣烂敷。

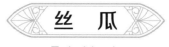

丝　瓜

Fab Hsab

【基　　源】葫芦科植物丝瓜。

【用药部位】成熟果实的维管束(丝瓜络)、藤茎、叶。

【性　　味】性凉,味甘。

【功　　效】清热解毒、消肿通络。

【用法用量】内服:10～15 g。外用:适量。

【用药经验】

①乳腺炎:丝瓜络、蒲公英、皂角刺各 10 g,水煎服。

②慢性气管炎:丝瓜藤、矮地茶、云雾草各 10 g,水煎服。

③白癜风:丝瓜叶、苎麻叶、白鲜皮各适量,泡酒擦。

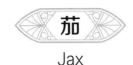

茄
Jax

【基　　源】茄科植物茄。
【用药部位】果实、根。
【性　　味】性凉,味甘、辛。有毒。
【功　　效】清热利湿、散血消肿。
【用法用量】外用:适量。
【用药经验】
①瘊子:取无子嫩茄掰开,每日数次擦拭瘊体,10日左右瘊子即可脱落。
②蜈蚣咬伤:茄叶适量,捣烂敷。
③冻疮:茄根适量,水煎熏洗。

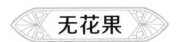

无花果
Bangx Wuf Huab Gox

【基　　源】桑科植物无花果。
【用药部位】果。
【性　　味】性平,味甘。
【功　　效】消肿散结、止泻、止咳。
【用法用量】内服:10～20 g。
【用药经验】
①胃肠道癌:无花果、树舌、金丝桃各20 g,水煎服。
②乳汁不下:无花果、阳雀花根、南瓜根各20 g,水煎服。
③咳喘:无花果、一朵云、千年耗子屎各15 g,水煎服。

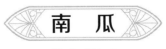

南　瓜
Fab Diel

【基　　源】葫芦科植物南瓜。

【用药部位】果肉、根、果梗基部（南瓜蒂）。

【性　　味】南瓜肉、南瓜根：性平，味甘、淡。南瓜蒂：性寒，味苦。

【功　　效】补中益气、消痰止痛、解毒杀虫。

【用法用量】内服：10～30 g。

【用药经验】

①气虚：南瓜肉、大米各适量，煮粥吃。

②脱肛：南瓜蒂 3 个、薏苡仁 120 粒，水煎服，每日 1 次。

③乳汁不下：南瓜根、阳雀花根各 30 g，炖猪蹄吃。

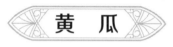

黄　瓜

Fab Ghait

【基　　源】葫芦科植物黄瓜。

【用药部位】果实、叶、根。

【性　　味】性凉，味甘。

【功　　效】清热解毒、利水消肿。

【用法用量】内服：10～30 g。外用：适量。

【用药经验】

①毒蛇咬伤：黄瓜叶、蛇倒退各适量，捣烂敷。

②癫痫：黄瓜根、南瓜根各 20 g，水煎服。

③水肿：黄瓜 1 根，醋 250 g，煮熟服。

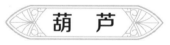

葫　芦

Fab Khangb

【基　　源】葫芦科植物葫芦。

【用药部位】果皮（葫芦壳）、果实（葫芦瓜）。

【性　　味】性平，味甘。

【功　　效】利尿消水。

【用法用量】内服：30～50 g。

【用药经验】

①肺热烦渴：葫芦瓜 1 个，水煮吃。

②水肿：陈葫芦壳、赤小豆各 50 g，水煎服。

③肾炎:陈葫芦壳、厚朴叶、车前草各 30 g,水煎服。

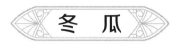

冬　瓜

Zend Pid

【基　　　源】葫芦科植物冬瓜。

【用药部位】果皮、种子。

【性　　　味】性凉,味甘。

【功　　　效】润肺消痰、利水消肿。

【用法用量】内服:10 ~ 60 g。

【用药经验】

①肺痈:冬瓜子、薏苡仁各 30 g,水煎服。

②水肿:冬瓜皮、葫芦壳、丝瓜络各 30 g,水煎服。

③泌尿系结石:冬瓜子 60 g、荸荠 500 g、荠菜 1000 g,水煎代茶饮。

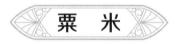

粟　米

Zend Lif Mix

【基　　　源】禾本科植物粟。

【用药部位】种仁、种穗。

【性　　　味】性凉,味甘、咸。

【功　　　效】消热解毒、和中益肾。

【用法用量】内服:15 ~ 30 g,或入散剂。外用:适量。

【用药经验】

①痔疮出血:粟米穗 30 g,焙烧成炭,研末,分 3 次水送服。

②烧烫伤:粟米 30 g,炒焦研末,放碗中加水搅拌,取上清液涂患处。

③鼻出血:粟米适量,研末,加水煮沸,待温服。

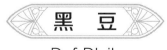

黑　豆

Def Dlaib

【基　　　源】豆科植物黑豆。

【用药部位】种子。

【性　　味】性平,味甘。

【功　　效】补肾养心、祛风解毒、活血利水。

【用法用量】内服:10～30 g。外用:适量。

【用药经验】

①肾虚腰痛:黑豆、核桃仁各 60 g,猪肾 2 个,共炖服。

②视力减退:黑豆 30 粒,研末,每晚睡前水送服。

③痈疮:黑豆适量,研末,水调敷。

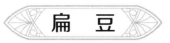

赤小豆

Def Ghab Daib Xok

【基　　源】豆科植物赤小豆。

【用药部位】种子。

【性　　味】性平,味甘、酸。

【功　　效】解毒消肿、利水除湿、和血排脓。

【用法用量】内服:10～50 g。

【用药经验】

①黄疸性肝炎:赤小豆 30 g,茵陈 20 g,水煎服。

②痈肿:赤小豆适量,研末,水调敷。

③水肿:赤小豆 50 g,鲤鱼 1 条,炖熟吃。

扁　豆

Def Ghob Nail Bangl

【基　　源】豆科植物扁豆。

【用药部位】果实、种子。

【性　　味】性平,味甘。

【功　　效】健脾和中、消暑化湿。

【用法用量】内服:10～30 g。

【用药经验】

①脾虚食少:炒扁豆、麦芽、谷芽各 15 g,陈皮 6 g,水煎服。

②食物中毒:生扁豆、葛花、甘草各 10 g,水煎服。

③带下:炒扁豆 30 g,研末,米汤调服。

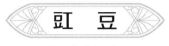

豇　豆

Def Ghob

【基　　源】豆科植物豇豆。

【用药部位】种子。

【性　　味】性平,味甘。

【功　　效】健脾补肾、止带涩尿。

【用法用量】内服:10~30 g。

【用药经验】

①带下:豇豆 30 g,空心菜 60 g,小母鸡 1 只,炖熟吃。

②莽草中毒:豇豆 60 g,水煎服。

③肾虚腰痛:豇豆适量,炖烂,加食盐少许当菜吃。

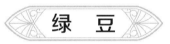

绿　豆

Def Ghab Hxab Hxongt

【基　　源】豆科植物绿豆。

【用药部位】种子。

【性　　味】性凉,味甘。

【功　　效】清热解毒、利水消暑。

【用法用量】内服:100~250 g。

【用药经验】

①食物中毒:绿豆 250 g,甘草 30 g,水煎服。

②附子、巴豆中毒:绿豆 250 g,黑豆 250 g,甘草 30 g,水煎服。

③中暑:绿豆 100 g,加水炖烂,加入白糖搅匀后服用。

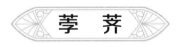

荸　荠

Kod Lix

【基　　源】莎草科植物荸荠。

【用药部位】球茎、地上部分(通天草)。

【性　　味】性寒,味甘、苦。

【功　　效】清热、化痰、消积、利尿。

【用法用量】内服:30～60 g,或捣汁。

【用药经验】

①寻常疣:鲜荸荠 1 个(去皮),摩擦患处。每日多次,连用数日。

②体癣:鲜荸荠 15 个(去皮),醋适量,文火煎 10 min,醋干后取出捣烂,趁热涂患处。

③胃痛:鲜荸荠 60 g,鸡内金 10 g,生姜 3 片,胡椒 1 g,鲤鱼 1 条,加水炖熟,吃肉喝汤。

④发热:鲜荸荠 5 个,鲜茅根 30 g,鲜麦冬、鲜藕各 30 g,梨 1 个,捣烂,取汁服。

⑤百日咳:鲜荸荠 500 g 捣烂取汁,加入 50 g 蜂蜜和少许水煎服。每日 2 次,每次 2 小勺。

⑥水肿、小便不利:通天草 60 g,水高粱 30 g,水煎服。

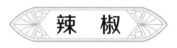

辣　椒

Eb Sob

【基　　源】茄科植物辣椒。

【用药部位】果实。

【性　　味】性热,味辛。

【功　　效】温中散寒、开胃消食、活血散瘀。

【用法用量】内服:1.5～10 g。外用:适量。

【用药经验】

①冻疮:辣椒 10 g,樟脑 3 g,泡酒涂患处。

②风湿性关节炎:辣椒 20 个,花椒 30 g,先将花椒煮 30 min,再入辣椒煮软,取出辣椒贴于患处。

③胃痛:辣椒籽(即种子)1.5 g,荞麦叶、贝母各 6 g,捣烂,开水冲服。

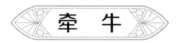

牵　牛

Ghab Bas Tiet Ninx

【基　　源】旋花科植物圆叶牵牛或裂叶牵牛。

【用药部位】种子(灰黑色者称黑丑,淡黄白色者称白丑)。

【性　　味】性寒,味苦、辛。有毒。

【功　　效】消积化痰、利水消肿。

【用法用量】内服:10～15 g,或入散剂。

【用药经验】

①便秘:黑丑、莱菔子各等量,共研为末,水冲服。每次 3～5 g,每日 3 次。

②癫痫:黑丑、岩兰花、蜘蛛香各 10 g,水煎服。

③水肿:黑丑、白丑各 10 g,甘遂(炒黄)7 g,水煎服。

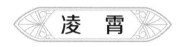

凌　霄

Lenf Xob

【基　　源】紫葳科植物凌霄。

【用药部位】根、花。

【性　　味】性寒,味辛。

【功　　效】活血化瘀、祛风凉血。

【用法用量】内服:10～30 g。

【用药经验】

①跌打损伤:凌霄根、花蝴蝶、接骨木各 15 g,水煎服。

②经闭:凌霄根、小血藤、怀牛膝各 15 g,水煎服。

③崩漏:凌霄花、仙鹤草、棕榈炭各 10 g,水煎服。

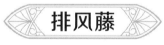

排风藤

Zend Vob Ghob Vud

【基　　源】茄科植物白英。

【用药部位】全株。

【性　　味】性微寒,味甘、苦。

【功　　效】清热利湿、消肿散结。

【用法用量】内服:10～30 g。

【用药经验】

①宫颈炎、盆腔炎:排风藤、地稔、益母草各 30 g,云雾草 15 g,水煎服。

②肺癌:排风藤、夏枯草、半边莲、金丝桃、水高粱各 30 g,水煎服。

③风湿关节痛:排风藤、大风藤、牛膝各 20 g,水煎服。

杠板归

Gangx Baif Gib

【基　　源】蓼科植物杠板归。

【用药部位】全草。

【性　　味】性凉,味酸。

【功　　效】清热解毒、利尿消肿。

【用法用量】内服:15～30 g。外用:适量。

【用药经验】

①带状疱疹:杠板归适量,捣烂取汁,加少量雄黄粉调匀涂患处。

②蛇咬伤:杠板归、一点红各适量,捣烂敷。

③肝硬化腹水:杠板归 30 g,水杨柳根 10 g,水煎服。

何首乌

Vob Bangf Ob

【基　　源】蓼科植物何首乌。

【用药部位】块根(何首乌)、带叶藤茎(夜交藤)。

【性　　味】性温,味甘、苦、涩。

【功　　效】何首乌:补肝肾、强筋骨、益精血、乌须发。夜交藤:祛风解毒、滋阴养血。

【用法用量】内服:6～15 g。

【用药经验】

①肝肾阴虚、头发早白:制首乌 15 g,补骨脂、牛膝、赤茯苓、当归、枸杞子、菟丝子各 10 g,水煎服。连服半年以上。

②胆固醇过高:制首乌 15 g,水煎当茶饮。常服。

③脱发、白发:制首乌、黄精、土党参、沙参各 15 g,水煎服。

④失眠:夜交藤、天麻、龙骨各 15 g,水煎服。

鸡屎藤

Vob Hangt Ghad

【基　　源】茜草科植物鸡屎藤。

【用药部位】根及藤茎。

【性　　味】性平,味甘、涩。

【功　　效】除湿止痛、健胃消食。

【用法用量】内服:15～30 g。

【用药经验】

①饮食不良:鸡屎藤、吉祥草、山楂各 15 g,水煎服。

②胃溃疡:鸡屎藤、刺梨根、野荞麦各 15 g,水煎服。

③风湿关节痛:鸡屎藤、铁包金、排风藤各 30 g,水煎服。

钩　藤

Det Lob Liod

【基　　源】茜草科植物钩藤。

【用药部位】根、带钩茎枝。

【性　　味】性凉,味甘。

【功　　效】清热息风、平肝定惊。

【用法用量】内服:10～30 g。

【用药经验】

①高血压:钩藤、夏枯草、桑叶、绞股蓝各 10 g,水煎服。

②风湿痹痛:钩藤根、铁包金、松节各 30 g,水煎服。

③半身不遂:钩藤根、枫荷梨、对叉疗药、黄芪、党参各 30 g,水煎服。

菟丝子

Tud Sib Zix

【基　　源】旋花科植物菟丝子或南方菟丝子。

【用药部位】种子、藤茎(无娘藤)。

【性　　味】性温,味甘。

【功　　效】滋补肝肾、固精缩尿。

【用法用量】内服:6~12 g,或入丸剂。外用:适量。

【用药经验】

①肾虚阳痿:菟丝子、韭菜、金樱子、五味子、桑椹各 15 g,酒泡服。

②乳糜尿:菟丝子、浮萍各 500 g,共研为末,制成黄豆大小的蜜丸,每次 50 丸,饭前水送服。

③白癜风:无娘藤、白鲜皮各适量,泡酒 1 周,取擦患处。每日 3 次,连用 30 d。

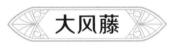

大风藤

Hlat Hmongb Nox

【基　　源】防己科植物木防己。

【用药部位】根、茎。

【性　　味】性寒,味苦、辛。

【功　　效】祛风止痛、利水消肿。

【用法用量】内服:15~30 g。

【用药经验】

①风湿关节痛:大风藤、铁包金、透骨香各 30 g,泡酒服。

②风心痛:大风藤、凤眼草、芭蕉花各 15 g,水煎服。

③肾炎水肿:大风藤、薏苡根、海金沙各 30 g,水煎服。

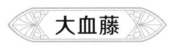

大血藤

Hlat Qongd

【基　　源】木通科植物大血藤。

【用药部位】藤茎。

【性　　味】性平,味苦、涩。

【功　　效】祛风凉湿、活血通络。

【用法用量】内服:20~30 g。

【用药经验】

①风湿关节痛:大血藤、大风藤、松节各 30 g,白龙须、雷公藤各 10 g,泡酒服。

②手脚麻木:大血藤、钩藤根、红禾麻各 30 g,酒泡服。

③阑尾炎：大血藤、败酱草、蒲公英各 20 g，水煎服。

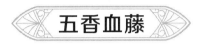

五香血藤

Zend Gud

【基　　源】五味子科植物南五味子。

【用药部位】藤茎。

【性　　味】性温，味辛、苦。

【功　　效】祛风除湿、消肿止痛。

【用法用量】内服：10～30 g。

【用药经验】

①风湿关节痛：五香血藤、大风藤、透骨香、常春藤、千金藤各 30 g，泡酒服。

②骨质增生：五香血藤、钩藤、蜘蛛抱蛋、野梦花、见血飞、山冬青、五加皮、山栀茶各 30 g，泡酒服。

③气血虚弱：五香血藤、臭牡丹根、党参各 20 g，水煎服。

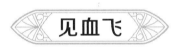

见血飞

Sob Gaf Vud

【基　　源】芸香科植物刺异叶花椒。

【用药部位】根及根皮。

【性　　味】性温，味辛、微苦。有小毒。

【功　　效】活血散瘀、消肿止痛、止血。

【用法用量】内服：10～15 g。外用：适量。

【用药经验】

①坐骨神经痛：见血飞、雷公藤、山栀茶各 15 g，泡酒服。

②骨折：见血飞、泽兰、接骨丹各适量，捣烂敷。

③外伤出血：见血飞适量，研末，压敷患处。

南蛇藤

Det Xongx Khub

【基　　源】卫茅科植物南蛇藤。

【用药部位】藤茎。

【性　　味】性凉,味辛。

【功　　效】舒筋活络、清热止痒。

【用法用量】内服:20～30 g。

【用药经验】

①瘫痪:南蛇藤、九龙藤、枫荷梨各 30 g,党参、黄芪各 50 g,水煎服。

②痛风:南蛇藤、铁包金、土茯苓、木瓜、岩五加各 30 g,水煎服。

③月经不调:南蛇藤、活血丹、益母草各 20 g,水煎服。

铁包金

Tix Bob Jenb

【基　　源】鼠李科植物铁包金。

【用药部位】根及藤茎。

【性　　味】性平,味苦。

【功　　效】祛风除湿、镇咳止血、解毒消肿。

【用法用量】内服:20～30 g。

【用药经验】

①风湿痹痛:铁包金、钩藤根、山栀茶各 30 g,水煎服。

②脑震荡后遗症:铁包金、钩藤根、金枇杷各 20 g,水煎服。

③消渴:铁包金、楤木根皮、夜关门各 20 g,水煎服。

常春藤

Ghab Bas Xangf Xangf Nox

【基　　源】五加科植物常春藤。

【用药部位】全株。

【性　　味】性温,味苦、辛。

【功　　效】祛风除湿、活血消肿、收敛固脱。

【用法用量】内服:15～30 g。

【用药经验】

①风湿、瘫痪:常春藤、南蛇藤、半枫荷、藤萝根、山栀茶各 30 g,水煎服。

②肾炎水肿:常春藤、薏苡根、三白草各 15 g,水煎服。

③子宫脱垂:常春藤、阳雀花根、臭牡丹根各 30 g,水煎服。

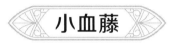

小血藤

Vob Niangx Xib

【基　　源】茜草科植物茜草。

【用药部位】根、茎。

【性　　味】性寒,味苦。

【功　　效】活血凉血、祛瘀调经、解毒消肿。

【用法用量】内服:20～30 g。

【用药经验】

①闭经腹痛:小血藤、花蝴蝶、元宝草各 20 g,水煎服。

②月经不调:小血藤、十万错、活血丹、月季花、益母草各 20 g,水煎服。

③慢性肝炎:小血藤、黑节草、六月雪、鸡屎藤、山栀茶各 20 g,水煎服。

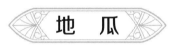

地　瓜

Vob Bangf Dab

【基　　源】桑科植物地果。

【用药部位】藤茎、叶。

【性　　味】性寒,味苦、辛。

【功　　效】清热利湿、活血通络。

【用法用量】内服:10～30 g。外用:适量。

【用药经验】

①肠炎、痢疾:地瓜藤、算盘子根各 20 g,水煎服。

②气管炎:地瓜藤、臭山羊、丝瓜藤、黄栀子各 20 g,水煎服。

③乳腺炎:地瓜叶、蒲公英各适量,捣烂外敷。

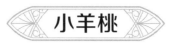

雷公藤

Bas Hmongb Hxangt

【基　　　源】卫矛科植物雷公藤。

【用药部位】根（去皮）。

【性　　　味】性凉,味苦、辛。有毒。

【功　　　效】除湿解毒、消肿止痛。

【用法用量】内服:10～30 g。外用:适量。

【用药经验】

①痛风:雷公藤、八角枫、威灵仙、红禾麻、山栀茶各 30 g,泡酒擦。亦可饮服,每次 10 mL。

②银屑病:雷公藤、青龙衣、血水草各适量,泡醋擦。

③红斑狼疮:雷公藤、博落回、血水草各适量,泡醋擦。

扶芳藤

Bas Tad Hxud

【基　　　源】卫矛科植物扶芳藤。

【用药部位】带叶茎枝。

【性　　　味】性温,味苦、甘。

【功　　　效】舒筋活络、散瘀止血。

【用法用量】内服:20～30 g。

【用药经验】

①筋骨僵硬:扶芳藤、野梦花根、常春藤各 30 g,水煎服并外洗。

②抗衰老:扶芳藤、灵芝、黄精、石斛、景天三七、阳雀花根各 30 g,水煎服。

③子宫出血:扶芳藤、拳参（鸢头鸡）各 20 g,水煎服。

小羊桃

Zend Xox Yangf Tof

【基　　　源】猕猴桃科紫果猕猴桃。

【用药部位】根、果实。

【性　　味】性平,味酸、涩。

【功　　效】清热利湿、补虚益损。

【用法用量】内服:15～30 g。

【用药经验】

①月家病:小羊桃根、土知母、三白草各 15 g,水煎服。

②腰椎间盘突出症:小羊桃根、蜘蛛抱蛋、野梦花、见血飞、山栀茶各 20 g,水煎服。

③慢性肝炎:小羊桃根、六月雪、虎杖各 15 g,水煎服。

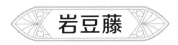

岩豆藤

Hlat Ghad Hlet

【基　　源】豆科植物香花崖豆藤。

【用药部位】根、藤茎。

【性　　味】性温,味苦、甘。

【功　　效】活血通络、行气补血。

【用法用量】内服:15～30 g。

【用药经验】

①风湿痹痛:岩豆藤、铁包金、大血藤、五香血藤、见血飞各 30 g,泡酒服。

②血虚体弱:岩豆藤、阳雀花根、党参各 15 g,水煎服。

③血虚头晕:岩豆藤、蓝布正、臭牡丹根各 20 g,水煎服。

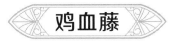

鸡血藤

Bas Hxangd Gheib

【基　　源】豆科植物密花豆。

【用药部位】藤茎。

【性　　味】性温,味苦、甘。

【功　　效】通经活络、活血补血、调经止痛。

【用法用量】内服:10～30 g。

【用药经验】

①乳汁不通:鸡血藤、丝瓜络、党参各 15 g,水煎服。

②风湿痹痛:鸡血藤、海风藤、铁包金各 30 g,酒泡服。

③病后血虚:鸡血藤、臭牡丹根各 30 g,炖肉吃。

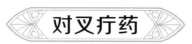

对叉疗药
Jab Deid Cab Dinb

【基　　源】西番莲科植物杯叶西番莲。
【用药部位】根、茎叶。
【性　　味】性温,味甘、微涩。
【功　　效】祛风除湿、解毒止痛。
【用法用量】内服:15 ~ 30 g。外用:适量。
【用药经验】
①半身不遂:对叉疗药、枫荷梨、钩藤、桑寄生、藤萝根、五加皮、山栀茶各 15 g,水煎服。
②风湿腰痛:对叉疗药、大血藤、透骨香各 30 g,水煎服。
③外伤出血:对叉疗药叶适量,捣烂敷。

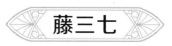

藤三七
Tenf Saib Qif

【基　　源】落葵科植物落葵薯。
【用药部位】块根及珠芽。
【性　　味】性温,味甘、微苦。
【功　　效】滋阴强壮、活血散瘀。
【用法用量】内服:20 ~ 30 g。
【用药经验】
①病后体虚:藤三七、四叶人参、阳雀花根各 30 g,炖肉吃。
②肾虚腰痛:藤三七、双肾草、血人参各 20 g,水煎服。
③跌打损伤:藤三七、岩马桑、大血藤各 30 g,泡酒服。

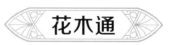

花木通
Fab Mux Tongb

【基　　源】毛茛科植物假须蕊铁线莲。

【用药部位】根及藤茎。

【性　　味】性寒,味苦。

【功　　效】祛风除湿、利水通淋。

【用法用量】内服:10～30 g。

【用药经验】

①风湿痹痛:花木通、透骨香、常春藤各 15 g,水煎服。

②水肿、小便不利:花木通、灯心草、车前草各 15 g,水煎服。

③尿路结石:花木通、海金沙、金钱草、十大功劳各 20 g,水煎服。

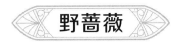

野蔷薇

Zend Bel Xit

【基　　源】蔷薇科植物野蔷薇。

【用药部位】根、叶。

【性　　味】性凉,味苦、涩。

【功　　效】活血散瘀、收敛止血。

【用法用量】内服:10～30 g。外用:适量。

【用药经验】

①血栓性脉管炎:野蔷薇根、岩蜈蚣、忍冬藤、山栀茶各 30 g,泡酒服。

②遗尿:野蔷薇叶、夜关门、桑螵蛸各 20 g,水煎服。

③水火烫伤:野蔷薇叶、虎杖等量,研末撒患处。

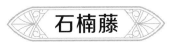

石楠藤

Bas Gangb Kongb

【基　　源】胡椒科植物毛蒟。

【用药部位】全株。

【性　　味】性温,味辛、甘。

【功　　效】祛风除湿、解表散寒。

【用法用量】内服:10～20 g。

【用药经验】

①关节冷痛:石楠藤、淫羊藿各 20 g,威灵仙 10 g,水煎服。

②偏瘫:石楠藤、南蛇藤、钩藤、野梦花根、臭牡丹根各 20 g,水煎服。

③脑梗死:石楠藤、云雾草、四字通各 15 g,水煎服。

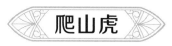

母猪藤

Bas Mif Bat

【基　　源】葡萄科植物乌蔹莓。

【用药部位】根及藤茎。

【性　　味】性寒,味苦、酸。

【功　　效】清热利湿、解毒消肿。

【用法用量】内服:10 ~ 20 g。

【用药经验】

①癫痫:母猪藤、南瓜根、黄瓜根各 20 g,水煎服。

②带状疱疹:母猪藤、马齿苋、海金沙各 20 g,水煎服。

③白内障:鲜母猪藤根折断,取汁点眼。

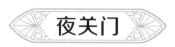

爬山虎

Jab Hsend Yut

【基　　源】葡萄科植物异叶爬山虎。

【用药部位】根及藤茎。

【性　　味】性温,味辛、涩。

【功　　效】祛风通络、活血止痒。

【用法用量】内服:10 ~ 30 g。

【用药经验】

①半身不遂:爬山虎、对叉疔药、钩藤、野梦花根、南蛇藤各 30 g,泡酒服。

②跌打伤痛:爬山虎、见血飞、岩马桑、五香血藤、朱砂根各 30 g,泡酒服。

③偏头痛:爬山虎、蓝布正、天麻各 20 g,水煎服。

夜关门

Yid Guaib Menf

【基　　源】豆科植物截叶铁扫帚。

【用药部位】全草。

【性　　味】性平,味苦、凉。

【功　　效】清热滋阴、止痛安神。

【用法用量】内服:10～30 g。

【用药经验】

①心悸失眠:夜关门、贯众、石菖蒲、凤眼草、瓜子金各 15 g,水煎服。

②筋骨疼痛:夜关门、铁包金、岩马桑各 30 g,泡酒服。

③遗尿、遗精:夜关门、金樱根、臭牡丹根各 15 g,水煎服。

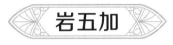

岩五加

Yid Wux Jab

【基　　源】五加科植物五叶参。

【用药部位】全株。

【性　　味】性温,味苦、涩。

【功　　效】祛风通络、消肿止痛。

【用法用量】内服:10～30 g。外用:适量。

【用药经验】

①四肢麻木、瘫痪:岩五加、钩藤、红禾麻、枫荷梨、野梦花各 30 g,酒、水各半煎服。

②风湿性关节炎:岩五加、刺五加、排风藤、大风藤、牛膝各 20 g,水煎服。

③皮肤溃烂:岩五加、刺三加、野荞麦各适量,水煎洗。

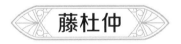

藤杜仲

Det Jit Hsaib

【基　　源】夹竹桃科植物杜仲藤。

【用药部位】根、藤。

【性　　味】性平,味苦、涩。

【功　　效】祛风活络、强筋壮骨。

【用法用量】内服:10～30 g。

【用药经验】

①风湿性关节炎:藤杜仲、九龙藤、鸡血藤、倒触伞、大乌泡各 15 g,水煎服。

②前列腺炎:藤杜仲、大血藤、一点红各 30 g,水煎服。

③风湿痹痛:藤杜仲、五加皮、花蝴蝶、桑寄生、山栀茶各 30 g,泡酒服。

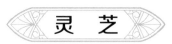

灵 芝
Jib Det Lul

【基　　源】多孔菌科真菌赤芝或紫芝。
【用药部位】子实体。
【性　　味】性温,味淡、微苦。
【功　　效】宁心益胃、滋补肝肾、解毒。
【用法用量】内服:3～15 g。
【用药经验】
①神经衰弱:灵芝、山栀茶根皮各 5 g,共研为末,每次 2 g,水送服。
②白细胞减少症:灵芝、红枣各 10 g,水煎服。
③高胆固醇:灵芝 10 g,水煎服,煎 3 次。每日 1 剂,分 3 次服完。

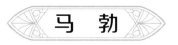

马 勃
Jib Penb

【基　　源】灰包科真菌脱皮马勃。
【用药部位】子实体。
【性　　味】性平,味辛。
【功　　效】清热解毒、利咽止血。
【用法用量】内服:5～10 g。外用:适量。
【用药经验】
①扁桃体炎:马勃、人指甲各适量,煅烧成灰,吹喉。
②肺痨咯血:马勃、白及、玉竹各 10 g,水煎服。
③外伤出血:马勃适量,研粉敷患处。

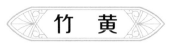

竹 黄
Zuf Huangf

【基　　源】肉座菌科植物竹黄。

【用药部位】子座。

【性　　味】性温,味甘。

【功　　效】化痰止咳、舒筋活络。

【用法用量】内服:5~30 g。

【用药经验】

①百日咳:竹黄、枇杷花、栝楼、黄栀子各 10 g,麻黄 5 g,水煎服。

②气管炎:竹黄、云雾草、臭山羊各 15 g,水煎服。

③关节痛:竹黄、排风藤、松节各 30 g,水煎服。

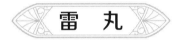

雷　丸

Jib Ghab Jangx Hlod

【基　　源】白蘑科真菌雷丸。

【用药部位】菌核。

【性　　味】性寒,味苦。

【功　　效】清热利湿、解毒驱虫。

【用法用量】内服:10~30 g。

【用药经验】

①胃热:雷丸、地苦胆各 15 g,水煎服。

②虫积腹痛:雷丸、兰花根、阳荷根各 30 g,水煎服。

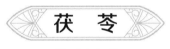

茯　苓

Fuf Linf

【基　　源】多孔菌科真菌茯苓。

【用药部位】菌核。

【性　　味】性平,味苦、涩。

【功　　效】利水渗湿、健脾安神。

【用法用量】内服:10~15 g。

【用药经验】

①肾炎水肿:茯苓、白术、泽泻各 10 g,水煎服。

②脾虚便溏:茯苓、党参、黄精、山药、白术各 15 g,水煎服。

③夜寐不安、健忘:茯神(带松根茯苓)、远志、益智仁各 10 g,水煎服。

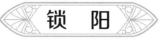

锁 阳

Jia Guk Del

【基　　源】锁阳科植物锁阳。

【用药部位】肉质茎。

【性　　味】性温,味甘。

【功　　效】温补肾阳、润肠通便。

【用法用量】内服:10 ~ 15 g。

【用药经验】

①肾虚阳痿:锁阳、肉苁蓉、淫羊藿、菟丝子、枸杞子、胡桃肉各 15 g,水煎服。

②阴虚潮热:锁阳、知母、生地、何首乌、地骨皮各 10 g,水煎服。

③肠燥便秘:锁阳、当归各 15 g,大黄 6 g,水煎服。

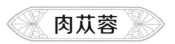

肉苁蓉

Ruf Congf Rongf

【基　　源】列当科植物肉苁蓉。

【用药部位】肉质茎。

【性　　味】性温,味甘、咸。

【功　　效】温补肾阳、润肠通便。

【用法用量】内服:10 ~ 30 g。

【用药经验】

①肾虚阳痿:肉苁蓉、韭菜子、菟丝子、金樱子、枸杞子各 30 g,酒、水各半煎服。

②宫冷不孕:肉苁蓉、附子、叶上果各 10 g,当归、熟地、白芍、益母草各 15 g,水煎服。

③便秘:肉苁蓉、火麻仁、臭牡丹根各 15 g,水煎服。

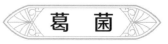

葛 菌

Gex Jenb

【基　　源】蛇菰科植物红冬蛇菰。

【用药部位】全株。

【性　　味】性凉,味苦、涩。

【功　　效】清热利湿、凉血止痛。

【用法用量】内服:10 ~ 30 g。

【用药经验】

①胃痛:葛菌、广木香、穿心莲各 10 g,水煎服。

②痔疮出血:葛菌、皂角菌、地马蜂各 30 g,水煎服。

③九子疡:葛菌适量,磨醋久擦。

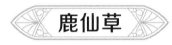

鹿仙草

Nangx Luf Xib Cox

【基　　源】蛇菰科植物筒鞘蛇菰。

【用药部位】全株。

【性　　味】性平,味辛。

【功　　效】清热利湿、健胃理气。

【用法用量】内服:10 ~ 30 g。

【用药经验】

①黄疸:鹿仙草、黄栀子、茵陈各 15 g,水煎服。

②痔疮:鹿仙草、仙鹤草、水黄连各 20 g,水煎服。

③心脏病:鹿仙草、牛心草、回心草各 10 g,水煎服。

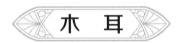

木　耳

Jib Ghab Naix Baif

【基　　源】木耳科植物木耳。

【用药部位】子实体。

【性　　味】性平,味甘。

【功　　效】清热利湿、凉血止血。

【用法用量】内服:10 ~ 60 g。

【用药经验】

①毒蕈中毒:木耳 60 g,白糖 30 g,水煎服。

②痔疮:木耳 10 g,柿饼 30 g,水煎服。

③痢疾:木耳 30 g,榕树叶 8 张,豆腐 4 块,水煎服。

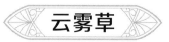

云雾草

Nangx Wenf Wux

【基　　源】松萝科植物长松萝。

【用药部位】地衣体。

【性　　味】性寒,味甘。

【功　　效】清热解毒、止咳化痰。

【用法用量】内服:10~15 g。

【用药经验】

①脑梗死:云雾草、四字通、杉皮各15 g,水煎服。

②子宫炎:云雾草15g,地稔、排风藤各20 g,水煎服。

③支气管炎:云雾草10 g,臭山羊、金银花、栝楼、黄栀子各20 g,水煎服。

百草霜

Baif Cex Sangb

【基　　源】杂草经燃烧后,附于锅底的烟灰。

【性　　味】性温,味辛。

【功　　效】清热利湿、止血消积。

【用法用量】内服:10~15 g。外用:适量。

【用药经验】

①便血、尿血:百草霜、仙鹤草各15 g,水煎服。

②泻痢食积:百草霜、算盘七、鸡屎藤各15 g,水煎服。

③口舌诸疮:百草霜适量,直接涂患处或水调涂患处。

石　膏

Vib Hxub

【基　　源】硫酸盐类矿物石膏。

【性　　味】性大寒,味甘、辛。

【功　　效】生石膏:清热泻火、除烦止渴。煅石膏:敛疮生肌、止血。

【用法用量】内服:15~60 g。外用:适量。

【用药经验】

①高热不退:生石膏 30 g,知母、黄芩各 15 g,水煎服。

②气急喘促:生石膏 30 g,麻黄、杏仁、鱼腥草、黄芩各 10 g,甘草 5 g,水煎服。

③溃疡、烫伤:煅石膏、青黛、白及适量,研末敷患处。

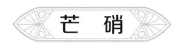

芒　硝

Mangf Xob

【基　　源】硫酸盐类矿物芒硝。

【性　　味】性寒,味苦、咸。

【功　　效】通便导滞、清热消肿。

【用法用量】内服:10 ~ 15 g。外用:适量。

【用药经验】

①大便秘结:芒硝、土大黄粉各 10 g,水冲服。

②口疮咽痛:芒硝、冰片、硼砂各适量,研末撒于患处。

③湿疹:芒硝、枯矾各适量,溶水湿敷或浸泡患处。

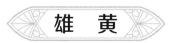

雄　黄

Xongf Fangf

【基　　源】硫化物类矿物雄黄。

【性　　味】性温,味辛、苦。有毒。

【功　　效】祛风燥湿、解毒杀虫。

【用法用量】内服:1 ~ 4 g。外用:适量。

【用药经验】

①牛皮癣:雄黄、硫黄、铅粉、博落回各适量,泡酒擦。

②蚧虫癣:雄黄、雷公藤根皮、蛇床子各适量,共研为末,猪油调涂。

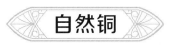

自然铜

Dex Diub Fangb

【基　　源】硫化物类矿物黄铁矿。

【性　　味】性平,味辛、苦。

【功　　效】散瘀止痛、续筋接骨。

【用法用量】内服:3~15 g,或入散剂。外用:适量。

【用药经验】

①跌打骨折:煅自然铜、土鳖虫、血水草各适量,共研为末,每次5 g,酒送服。

②闪腰岔气:煅自然铜、乳香、没药、土鳖虫各适量,共研为末,每次2 g,水送服。

③头风痛:煅自然铜、黄柏各10 g,细辛2 g,胡椒49粒,共研为末,饮水后,取适量喷鼻内,左痛右药,右痛左药。

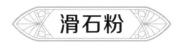

滑石粉

Ghab Bent Faf Sif Fenx

【基　　源】硅酸盐类矿物滑石。

【性　　味】性寒,味甘、淡。

【功　　效】清热利湿、通窍利水。

【用法用量】内服:10~12 g。外用:适量。

【用药经验】

①小便不通:车前草(捣烂取汁)、滑石粉各适量,调成膏状,敷肚脐四周,药干即换。

②热毒怪病、大喘出斑:滑石粉、白矾各15 g,共研为末,加水久煎并浓缩至半,频饮。

③小儿痱子:滑石粉30 g,枯矾10 g,枣树叶40 g,共研为末,取擦患处。

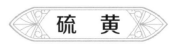

硫　黄

Liuf Huangf

【基　　源】自然元素类矿物自然硫经冶炼而成。

【性　　味】性热,味酸。有毒。

【功　　效】温肾壮阳、杀虫止痒。

【用法用量】内服:0.5~3 g,或入丸剂。外用:适量。

【用药经验】

①寒冷阳痿:精制硫黄、韭菜子、仙茅各适量,炼蜜为丸,每次3~5 g,水送服。

②水泻不止:硫黄15 g,研末后融于黄蜡,制丸如梧子大,每次5丸,水送服。

③蛇疱疮:硫黄、雄黄、杠板归适量,共研为末,菜油调擦。

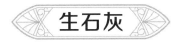

生石灰

Vib Haib

【基　　源】石灰岩经加热煅烧而成。

【性　　味】性温,味辛、苦涩。

【功　　效】燥湿杀虫、止血定痛。

【用法用量】外用:适量。

【用药经验】

①痱子、热疮:生石灰适量,泡水取液,加黑升麻适量,略煎,取液擦患处。

②鸡眼:生石灰适量,水调敷。

③烧烫伤:生石灰适量,加水调成糊状,取上清液加鸡蛋清调涂。

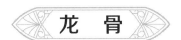

龙　骨

Hsongd Vongx

【基　　源】哺乳动物的骨化石。

【性　　味】性平,味甘、涩。

【功　　效】镇惊安神、敛汗固精、生肌敛疮。

【用法用量】内服:10～30 g,或入丸散。

【用药经验】

①癫狂、神志不清:龙骨(煅)30 g,天竺黄、朱砂、琥珀各 15 g,钩藤、生地、茯苓各 5 g,胆南星 25 g,共研为细末,加竹沥 1 碗,制丸如梧子大,每次 10 丸,姜汤送服,小儿 2～3 丸。

②健忘:龙骨、远志各等份,共研为末,饭后水送服。每次 2 g,每日 2 次。

③遗精:龙骨 4 g,韭菜子 15 g,共研为末,每次 1 g,空腹酒送服。

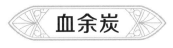

血余炭

Xif Wif Taid

【基　　源】人发制成的碳化物。

【性　　味】性平,味苦。

【功　　效】收敛止血、化瘀、利尿。

【用法用量】内服:5~10 g。外用:适量。

【用药经验】

①崩漏:血余炭、棕榈炭各 1 g,共研为末。另取仙鹤草 30 g,煎汤送服药末。

②外伤出血:血余炭适量,研末,涂敷患处。

③产后尿潴留:血余炭 10 g,研末,水送服。

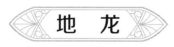

地　龙

Vongx Bil

【基　　源】钜蚓科动物参环毛蚓、通俗环毛蚓、威廉环毛蚓或栉盲毛蚓。

【用药部位】全体。

【性　　味】性寒,味咸。

【功　　效】清热定惊、利尿通络、平喘。

【用法用量】内服:5~30 g。外用:适量。

【用药经验】

①高热抽搐、惊风:地龙 15 g,钩藤、黄芩各 10 g,水煎服。

②中风后遗症:地龙 15 g,当归、川芎各 10 g,桃仁 6 g,黄芪、藤萝根各 30 g,对叉疔药 20 g,水煎服。

③腮腺炎、烧烫伤:鲜地龙适量,加糖水调成糊状,涂患处。

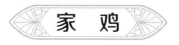

家　鸡

Gheib Zaid

【基　　源】雉科动物家鸡。

【用药部位】沙囊内壁(鸡内金)。

【性　　味】性平,味甘。

【功　　效】健脾消积、滋阴养血。

【用法用量】内服:5~15 g。

【用药经验】

①食积腹满:鸡内金、神曲、鸡屎藤各 10 g,水煎服。

②小儿疳积:鸡内金 10 g,吉祥草 20 g,水煎服。

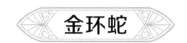

金环蛇

Nangb Jenb Huanf

【基　　源】眼镜蛇科动物金环蛇。

【用药部位】去除内脏的全体。

【性　　味】性温,味咸。有毒。

【功　　效】祛风除湿、通络止痛。

【用法用量】内服:1~3条。外用:适量。

【用药经验】

①风湿痹痛:金环蛇、五步蛇、眼镜蛇、乌梢蛇、青竹蛇各1条,泡酒服。

②瘫痪:金环蛇、五步蛇各1条,半枫荷、对叉疗药、藤萝根各30g,泡酒服。

③肿痛:金环蛇、青竹蛇各1条,大风藤50g,泡酒服。

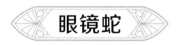

金钱白花蛇

Nangb Ghet Dlub

【基　　源】眼镜蛇科动物银环蛇。

【用药部位】去除内脏的全体。

【性　　味】性温,味甘、咸。有毒。

【功　　效】祛风通络、定惊止痉。

【用法用量】内服:鲜体1条,干粉1~5g。

【用药经验】

①风湿性关节炎:金钱白花蛇1条,大风藤、排风藤各100g,泡酒服。

②中风口眼㖞斜:金钱白花蛇、五步蛇各1条,枫荷梨、南蛇藤、山栀茶各100g,泡酒服。

③小儿惊风:金钱白花蛇粉、瓜子金根粉各1g,水送服。

眼镜蛇

Nangb Ghet Dliul

【基　　源】眼镜蛇科动物眼镜蛇。

【用药部位】去除内脏的全体、皮。

【性　　味】性温,味甘、咸。有毒。

【功　　效】祛风湿、通经络。

【用法用量】内服:鲜体 1 条,干体 5 ~ 10 g。外用:适量。

【用药经验】

①风湿痹痛:眼镜蛇、乌梢蛇各 1 条,竹叶青 5 条,泡酒服。

②中风瘫痪:眼镜蛇、五步蛇各 1 条,九龙藤、藤萝根、山栀茶各 100 g,泡酒服。

③脱肛、子宫下垂:眼镜蛇皮焙干研末,取适量加麻油调敷百会穴。

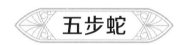

五步蛇

Nangb Zab Diex

【基　　源】蝰科动物五步蛇。

【用药部位】去除内脏的全体。

【性　　味】性温,味甘、咸。有毒。

【功　　效】息风止痉、疏风通络、解毒止痒。

【用法用量】内服:5 ~ 15 g。外用:适量。

【用药经验】

①类风湿性关节炎:五步蛇 10 g,当归、川芎各 12 g,天麻、土茯苓各 15 g,泡酒服。

②中风后遗症:五步蛇、川芎各 10 g,干地龙 15 g,黄芪、党参各 30 g,水煎服。

③肝癌:五步蛇、三七各 10 g,共研细末,每次 3 ~ 5 g,水送服,每日 2 次。

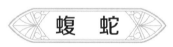

蝮　蛇

Nangb Fux Sif

【基　　源】蝰科动物蝮蛇。

【用药部位】去除内脏的全体。

【性　　味】性温,味甘。有毒。

【功　　效】祛风止痛、攻毒散结。

【用法用量】内服:鲜体 1 条,干体适量。外用:适量。

【用药经验】

①半身枯死:蝮蛇 1 条泡酒,埋于马溺处(马撒尿的地方),1 年后取出服用。不可多服、久服。

②破伤风:蝮蛇(去头尾、皮、骨、内脏,醋炙)1 条,地龙(醋炙)5 条,南星(重 3 分

者,炮制)1 枚,共研为末,以醋代水,煮面和丸如绿豆大,每次 3～5 丸,生姜酒下,稀葱粥投。

③瘰疬背瘘:蝮蛇 1 条置于瓷器内加香油泡,密封并埋地下,百日后取出,晒半干捣成膏状敷患处。

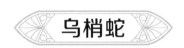

乌梢蛇

Nangb Hxent

【基　　源】游蛇科动物乌梢蛇。

【用药部位】去除内脏的全体。

【性　　味】性平,味甘、咸。

【功　　效】祛风除湿、通经活络。

【用法用量】内服:鲜体 1 条,干体 5～15 g。外用:适量。

【用药经验】

①骨结核、关节结核:乌梢蛇(去头、皮、内脏)1 条,焙干研末,装胶囊。第一周早、晚各服 2 粒;第二周早、中、晚各服 2 粒;第三周早、晚各服 3 粒,中午 2 粒;第四周早、中、晚各服 3 粒;第五周早、中、晚各服 4 粒。

②白癜风:乌梢蛇肉(酒炙)300 g,枳壳(麸炒)、牛膝、天麻各 100 g,熟地 200 g,白蒺藜(炒)、五加皮、防风、桂心各 100 g,泡酒密封 7 d 后取服,每次温服 1 小盅。服药期间忌食鸡、鸭、鹅、鱼等食物。

③耳聋:乌梢蛇脂肪油适量,绵裹如绿豆大,塞耳内。

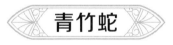

青竹蛇

Nangb Qenb Zuf

【基　　源】蝰科动物青竹蛇。

【用药部位】去除内脏的全体、胆汁。

【性　　味】性温,味甘、咸。有毒。

【功　　效】祛风除湿、解毒疗疮。

【用法用量】内服:1～5 条。外用:适量。

【用药经验】

①风湿痹痛:青竹蛇 3 条,乌梢蛇 1 条,大马蜂 15 只,泡酒服,并取适量擦患处。

②恶疮疔肿:青竹蛇 1 条,泡茶油擦患处。

③眼雾不明:青竹蛇胆汁适量,点眼。

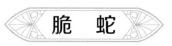

脆　蛇
Nangb Ceid Sif

【基　　源】蛇蜥科动物脆蛇蜥。
【用药部位】除去内脏的全体。
【性　　味】性温,味甘、咸。有小毒。
【功　　效】祛风除湿、舒筋活络。
【用法用量】内服:鲜体 1 条,干体 10 ~ 15 g。
【用药经验】
①跌伤、骨折:脆蛇 1 条,花蝴蝶、煅自然铜各 30 g,泡酒服。
②麻风:脆蛇 1 条,干蟾蜍 1 只,金蝎 5 条,苦参、苍耳草、绵茵蔯各 15 g,泡酒服。
③久痢:脆蛇(醋炙)、地马蜂各 15 g,焙干研末,每次 3 g,米汤送服。

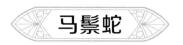

马鬃蛇
Nangb Max Zongb

【基　　源】鬣蜥科动物变色树蜥。
【用药部位】全体。
【性　　味】性温,味甘、咸。
【功　　效】祛风除湿、消疳散积。
【用法用量】内服:鲜体 1 ~ 3 条,干体 1g。外用:适量。
【用药经验】
①腰腿筋骨痛:马鬃蛇 1 ~ 3 条,当归 30 g,泡酒服。
②小儿疳积:马鬃蛇(去内脏)1 条,烘干研末,每次 1 g,水冲服。

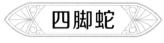

四脚蛇
Nangb Xangd

【基　　源】鬣蜥科动物草绿龙蜥。
【用药部位】全体。

【性　　味】性寒,味咸。

【功　　效】软坚散结、解毒消瘿。

【用法用量】内服:0.3～2 g。外用:适量。

【用药经验】

①瘿瘤:四脚蛇适量,切碎装入鸡蛋内,封固,挂于当风处7周(冬季),取下烘干研末,用黄酒兑服,每次0.3 g,每日3次。

②九子疡:四脚蛇切碎装入绿壳鸭蛋内,封固,挂于当风处4周(夏季),取下搅匀,取擦患处。

③痈疮:四脚蛇数条,泡桐油,数周后取擦患处。

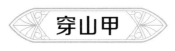

穿山甲

Dlot Vos

【基　　源】脊椎动物鲮鲤科穿山甲。

【用药部位】鳞片。

【性　　味】性寒,味咸。

【功　　效】活血通络、排脓消肿、下乳。

【用法用量】内服:3～10 g。

【用药经验】

①风湿痹痛:穿山甲、羌活各10 g,干地龙15 g,五步蛇6 g,共研为末,每次3～5 g,红酒吞服。

②瘰疬、痈疮久不溃:穿山甲、皂角刺各10 g,玄参12 g,金银花、连翘各15 g,水煎服。

③乳汁不通:炮山甲、王不留行各10 g,天麻15 g,党参30 g,同炖猪蹄,吃肉喝汤。

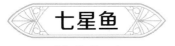

七星鱼

Nail Gad

【基　　源】七鳃鳗科动物七鳃鳗。

【用药部位】全体、胆汁。

【性　　味】性温,味甘。

【功　　效】滋补强壮、通经活络、明目。

【用法用量】内服:1～2条。外用:适量。

【用药经验】

①体弱:七星鱼 2 条,党参、黄芪各 20 g,水炖服。

②口眼㖞斜:七星鱼 1 条,捣烂涂敷,向左歪敷右,向右歪敷左。

③眼雾不明:七星鱼胆汁点眼,每日数次。

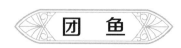

团 鱼

Liuk

【基　　源】鳖科动物鳖。

【用药部位】头、背甲。

【性　　味】性平,味甘、咸。

【功　　效】补气助阳、息风潜阳、软坚散结。

【用法用量】内服:2 ~ 10 g。外用:适量

【用药经验】

①脱肛:团鱼头 1 个,烧令烟尽,制屑,敷肛门上,手按之。

②劳疟、瘴疟:鳖甲(炙酥)1 枚,研末,每次 6 g,临发时温酒调服。

③腰痛不能后仰:鳖甲(炙酥)1 枚,研末,每次 2 g,水送服。

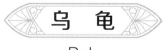

乌 龟

Beb

【基　　源】龟科动物乌龟。

【用药部位】龟甲。

【性　　味】性寒,味甘、咸。

【功　　效】滋阴潜阳、益肾补骨、养血补心。

【用法用量】内服:10 ~ 30 g,或入丸散。

【用药经验】

①降火补肾:龟甲(炙酥)、熟地(酒炙)各 20 g,知母(酒炒)、黄柏(炒)各 15 g,共研为末,加猪脊髓,制蜜丸,每次 70 g,空腹盐汤送服。

②筋骨软、痿厥:龟甲(酒炙)、黄柏(炒)各 50 g,干姜 20 g,牛膝 30 g,陈皮 15 g,共研为末,姜汁和丸,每次 70 g,水送服。

③失志善忘:龟甲(炙)、木通(锉)、远志(去心)、菖蒲各 15 g,共研为末,每次 2 g,空腹酒送服。

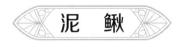

泥 鳅

Nail Dab

【基　　源】鳅科动物泥鳅。

【用药部位】全体、体表黏液。

【性　　味】性平,味甘。

【功　　效】补中益气、利尿除湿。

【用法用量】内服:30～60 g。外用:适量。

【用药经验】

①体虚:泥鳅 60 g,臭牡丹根 15 g,水炖服。

②消渴:泥鳅 60 g,天花粉 30 g,水炖服。

③痔疮下坠:取泥鳅体表黏液适量,涂患处。

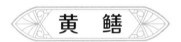

黄 鳝

Nail Lies

【基　　源】合鳃科动物黄鳝。

【用药部位】全体、血液。

【性　　味】性温,味甘。

【功　　效】补中益气、搜风除痹。

【用法用量】内服:100～250 g。外用:适量。

【用药经验】

①气血不足:黄鳝 500 g,黄芪 30 g,水炖服。

②体虚无力:黄鳝 250 g,臭牡丹根 15 g,炖水服。

③口眼㖞斜:取黄鳝血适量,涂患处,歪左涂右脸,歪右涂左脸。

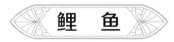

鲤 鱼

Nail Git

【基　　源】鲤科动物鲤鱼。

【用药部位】全体。

【性　　味】性平,味甘。

【功　　效】利水消肿、平喘镇咳、下乳安胎。

【用法用量】内服:100～500 g。

【用药经验】

①肾炎水肿:鲤鱼 500 g,赤小豆 100 g,水炖服。

②消化不良:鲤鱼 250 g,荸荠、鸡内金各 10 g,胡椒 1.5 g,生姜 3 片,水炖服。

③胎动不安:鲤鱼 250 g,阳雀花根 30 g,水炖服。

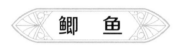

鲫　鱼

Nail Bangl

【基　　源】鲤科动物鲫鱼。

【用药部位】全体。

【性　　味】性平,味甘。

【功　　效】健脾利湿、解毒透疹。

【用法用量】内服:1～2 条。

【用药经验】

①脾胃虚弱:鲫鱼 1 条,鸡屎藤 20 g,生姜、陈皮、胡椒少量,水炖服。

②噤口痢:鲫鱼 1 条,去内脏,入栗子大小白矾于鱼腹中,纸裹,煨至香熟,加盐食下。

③麻疹不透:鲫鱼 1 条,炭火烤熟,加盐食下。

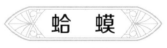

蛤　蟆

Ghangd Dux

【基　　源】蟾蜍科动物黑眶蟾蜍。

【用药部位】干燥表皮、耳后腺及皮肤的白色分泌物(蟾酥)。

【性　　味】性凉,味辛。有毒。

【功　　效】解毒散结、利水消肿。

【用法用量】内服:蛤蟆皮 1～3 g,蟾酥 0.1～0.3 g。外用:适量。

【用药经验】

①恶疮:蛤蟆皮、皂角刺各 3 g,共研为末,每次 2 g,水送服。

②瘰疬:蛤蟆皮 3 g,万年青根适量,捣烂,敷患处。

③疟疾:蟾酥 0.1 g,水送服。

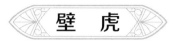

壁　虎

Nangb Hlad

【基　　源】壁虎科动物无蹼壁虎、多疣壁虎、壁虎。

【用药部位】全体。

【性　　味】性寒,味咸。

【功　　效】解毒散结、祛风止痛。

【用法用量】内服:完整者 1~2 条,破碎者 0.9~6 g。外用:适量。

【用药经验】

①乳腺癌:壁虎 2 条,皂角刺 10 g,蒲公英 30 g,水煎服。

②瘫痪、手足游走性疼痛不止:壁虎(炙黄)、乳香、没药、甘草各 6 g,陈皮 15 g,御木壳(蜜炒)3 g,共研为末,每次 9 g,水送服。(非痛勿用)

③痛疮大痛:壁虎适量,焙干研末,油调敷患处。

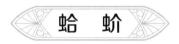

蛤　蚧

Ged Jix

【基　　源】壁虎科动物蛤蚧。

【用药部位】全体。

【性　　味】性平,味咸。

【功　　效】补肺益肾、止咳定喘。

【用法用量】内服:1~2 对,或入丸散。

【用药经验】

①虚劳咳嗽:蛤蚧(涂酥炙黄)1 对,鳖甲(涂醋炙黄)30 g,贝母(煨微黄)、紫菀、杏仁(去皮、尖,麸炒微黄)、皂荚子(炒黄)、桑白皮(锉)各 15 g,共研为末,炼蜜为丸如梧子大,每次 20 丸,枣汤送服,每日 3 次。用药期间忌食苋菜。

②肾虚阳痿:蛤蚧 1 对,锁阳、肉苁蓉、巴戟天各 30 g,五味子、菟丝子、韭菜子各 20 g,泡酒服。

③慢性支气管炎、肺气肿:蛤蚧 2 对,红参 30 g,焙干,共研为末,装胶囊,每次 3 粒,早、晚各服 1 次。

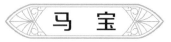

马 宝
Mal Box

【基　　源】马科动物马。

【用药部位】肠胃中的结石。

【性　　味】性凉,味甘、咸、微苦。

【功　　效】清热化痰、镇惊安神。

【用法用量】内服:0.3～0.9 g,或入散剂。外用:适量。

【用药经验】

①肺痨:马宝、百部各6 g,白及12 g,共研为末,水送服。每次2～3 g,每日3次。

②小儿惊痫:马宝6 g,牛黄2 g,共研为末,水送服。每次0.3 g,每日2次。

③痈肿疮毒:马宝适量,研末,茶油调擦。

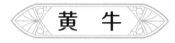

水牛角
Gib Ninx

【基　　源】牛科动物水牛。

【用药部位】角。

【性　　味】性寒,味苦、咸。

【功　　效】清热解毒、凉血止血。

【用法用量】内服:1 g。外用:适量。

【用药经验】

①蜂蜇伤:水牛角适量烧灰,酒和涂患处。

②脱发:水牛角、羊角各适量烧灰,猪脂调涂。

③石淋:水牛角适量,煅烧成灰,酒送服。1 g,每日5次。

黄 牛
Liod

【基　　源】牛科动物黄牛。

【用药部位】胆结石(牛黄)、角中骨质角髓(牛角腮)、牛粪。

【性　　味】性凉,味苦。

【功　　效】清心开窍、化瘀止血、息风解毒。

【用法用量】内服:牛黄 0.2 ~ 0.5 g、牛角腮 5 ~ 15 g,或入丸散。外用:适量。

【用药经验】

①热入血室、发狂不认人:牛黄 8 g,朱砂 9 g,牡丹皮、郁金各 9 g,牛蒡子、甘草各 3 g,共研为末,以蜜为丸如皂子大,水送服。

②乳腺癌:牛黄、麝香、熊胆、乳香、没药各适量,共研为末,茶油调擦。

③崩中下血不止:牛角腮(煅烧成灰)60 g,白矾(烧至汁尽)60 g,橡实、木贼、川芎各 30 g,共捣为末,不计时热酒调服 6 g。

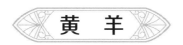

黄　羊
Lid Fangx

【基　　源】牛科动物黄羊。

【用药部位】角、油脂。

【性　　味】性寒,味咸。

【功　　效】清热解毒、平肝息风。

【用法用量】内服:1.5 ~ 3 g。外用:适量。

【用药经验】

①小儿感冒发热:黄羊角(煅存性)3 g,水送服。

②温病发热:黄羊角、水牛角各等份,煅存性,共研为末,水送服。每次 3 g,每日 3 次。

③痔疮:黄羊油适量,加热敷患处。

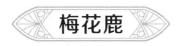

梅花鹿
Lux Meif Fab

【基　　源】鹿科动物梅花鹿或马鹿。

【用药部位】角、阴茎及睾丸(鹿鞭)、筋。

【性　　味】性温,味甘、辛、咸。

【功　　效】补肾强筋、行血消肿。

【用法用量】内服:鹿角、鹿鞭、鹿筋 60 ~ 120 g,或入丸散。

【用药经验】

①肾虚怕冷:鹿角(酥炙)30 g,附子(制)60 g,肉桂 10 g,共研为末,酒糊为丸如梧子大,每次 30~50 丸,空腹酒送服。

②阳痿、宫寒不孕:鹿鞭 1 具,补骨脂、枸杞子各 30 g,巴戟天、韭菜子各 15 g,共研末,制蜜丸,丸重 9 g,每次服 1 丸,每日 2 次。

③肝肾亏虚:鲜鹿筋 60~120 g,水炖服。

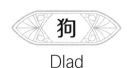

狗

Dlad

【基　　源】犬科动物家犬。

【用药部位】阴茎及睾丸、胃结石(狗宝)、骨骼。

【性　　味】性温,味甘、咸。

【功　　效】补益精髓、祛风止痛。

【用法用量】内服:狗鞭入丸剂,狗骨 50~100 g,狗宝 0.5~1.5 g。

【用药经验】

①肾虚阳痿:狗鞭、鹿鞭、驴肾各 1 具,海马 1 对,枸杞子 15 g,共为细末,以蜜为丸,丸重 5 g,每次 3 丸,每日 2 次。

②风湿关节痛:狗骨 100 g,穿山龙 50 g,酒泡服。

③痈疽疮疡:狗宝 1.5 g,蜂房 3 g,水煎服。

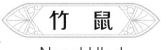

竹　鼠

Nangl Hlod

【基　　源】竹鼠科动物竹鼠。

【用药部位】油脂、牙齿。

【性　　味】性平,味甘、淡。

【功　　效】解毒排脓、生肌止痛、通利血管。

【用法用量】外用:适量。

【用药经验】

①水火烫伤:竹鼠油适量,涂敷患处。

②淋巴结疼痛:竹鼠牙适量,水飞,取擦患处。

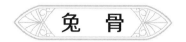

兔　骨

Hsongd Lok

【基　　源】兔科动物家兔。

【用药部位】骨骼。

【性　　味】性平,味甘、酸。

【功　　效】清热止渴、平肝息风。

【用法用量】内服:6～15 g。外用:适量。

【用药经验】

①消渴:兔骨、黄精、玉竹各 15 g,水煎服。

②眩晕:兔骨、蓝布正各 15 g,水煎服。

③疮疥:兔骨适量,磨醋擦患处。

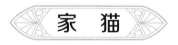

望月砂

Wangd Wif Sab

【基　　源】兔科动物野兔。

【用药部位】粪便。

【性　　味】性寒,味辛。

【功　　效】去翳明目、解毒杀虫。

【用法用量】内服:5～10 g,或入散剂。外用:适量。

【用药经验】

①痘后目翳:望月砂 14 粒,大腹皮、大腹子各 1 枚,共研为末,井水调服。

②月蚀疮:望月砂适量,纳入蛤蟆腹中,同烧至干脆,共研为末,敷患处。

③痔疮疼痛:望月砂(文火炒黄,研末)4 g,乳香 2 g,共研为末,空腹温酒送服,每次 6 g,每日 3 次。

家　猫

Baif Zaid

【基　　源】猫科动物家猫。

【用药部位】骨骼、毛。

【性　　味】性温,味甘、酸。

【功　　效】解毒散结、补虚祛湿。

【用法用量】外用:适量。

【用药经验】

①九子疡:纯黑猫头骨适量,磨醋外擦。

②痔瘘:猫毛适量,煅存性,研末涂敷。

③风湿痹痛:猫骨250 g,常春藤、铁包金各5 g,泡酒服。

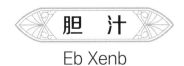

胆　汁

Eb Xenb

【基　　源】哺乳动物和雉科动物的胆汁。

【性　　味】性寒,味苦。

【功　　效】清热解毒、利肠通便、止咳。

【用法用量】外用:适量,一般为0.3~0.6 g。

【用药经验】

①九子疡破溃:胆汁适量,入坐山虎粉调涂患处。

②外伤感染:胆汁(猪胆汁、牛胆汁、羊胆汁、鸡胆汁等)3~5种,入酒涂患处。

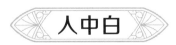

人中白

Renf Zongb Baif

【基　　源】健康人尿自然沉结的固化物。

【性　　味】性寒,味咸。

【功　　效】滋阴降火、止血消瘀。

【用法用量】内服:5~15 g,通常入丸剂。

【用药经验】

①肺结核:人中白、白茯苓各120 g,芡实、莲肉各60 g,共研为末。蒸枣肉和丸,如梧子大,每次30丸,空腹盐汤送服。

②虚劳羸瘦:人中白、山药各30 g,共研为末。以酒和丸,如梧子大,每次20丸,温酒送服。

③乳糜尿:人中白、鹿角胶(炒)、桑螵蛸(炙)各15 g,白茯苓30 g,共研为末。添糕糊丸,如梧子大,每次50丸,人参汤送服。

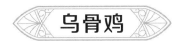

乌骨鸡

Gheib Dlaib Hsongd

【基　　源】雉科动物乌骨鸡。

【用药部位】骨、肉。

【性　　味】性平,味甘。

【功　　效】补肝肾、益气血、退虚热。

【用法用量】内服:50~150 g。

【用药经验】

①消渴:乌骨鸡 100 g,山药、天花粉、黄精各 20 g,水炖服。

②体虚:乌骨鸡 100 g,阳雀花根、岩豆藤各 30 g,水炖服。

③阴虚潮热:乌骨鸡 150 g,天冬、麦冬各 20 g,水炖服。

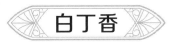

白丁香

Baif Dinb Xangb

【基　　源】文鸟科动物麻雀。

【用药部位】粪便。

【性　　味】性温,味苦。

【功　　效】清热利湿、退翳明目。

【用法用量】内服:2.5~15 g。外用:适量。

【用药经验】

①痈肿不破:白丁香适量,涂痈头。

②乳痈、乳汁不畅:白丁香 15 g,晒干研末,温酒调服,不计时服,每次 3 g。

③目翳:白丁香适量,点眼。

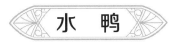

水　鸭

Gas Eb

【基　　源】鸭科动物水鸭。

【用药部位】去除内脏的全体、血、涎液。

【性　　味】性凉,味甘、咸。

【功　　效】补益气血、和胃消食、解毒。

【用法用量】内服:50～500 g。

【用药经验】

①病后体虚:水鸭1只,太子参、土人参各15 g,厚朴6 g,水炖服。

②药物中毒:鸭血100～200 g,趁热生饮或隔水蒸食。

③骨刺长喉:鸭涎液适量,灌服。

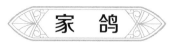

家　鸽

Ghob Zaid

【基　　源】鸠鸽科动物家鸽。

【用药部位】蛋、血、粪便。

【性　　味】性平,味甘、咸。

【功　　效】清热消肿、补肾益气。

【用法用量】内服、外用均适量。

【用药经验】

①预防麻疹:鸽蛋2个,煮熟食下,连服6～10个。

②瘰疬:鸽粪、壁虎各20 g,捣烂,香油调擦患处。

③妇女干血痨:鸽血、龟板、鳖甲、夜明砂各适量,水炖服。

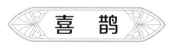

喜　鹊

Ak Kat

【基　　源】鸦科动物喜鹊。

【用药部位】去除内脏的全体。

【性　　味】性寒,味甘。

【功　　效】补虚止渴、散结、通淋。

【用法用量】内服:1只,或入散剂。外用:适量。

【用药经验】

①消渴:喜鹊1只,山药、黄精各30 g,水炖服。

②石淋:喜鹊1只,烧存性,研末,金钱草煎汤送服。每次5 g,每日2次。

③刀枪伤、骨折:喜鹊1只,捣烂,敷患处。

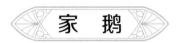

家 鹅

Ngangs Zaid

【基　　源】鸭科动物家鹅。

【用药部位】肉、血、涎液。

【性　　味】性平,味甘、苦、咸。

【功　　效】益气补虚、解毒散热。

【用法用量】内服:鹅肉 50～150 g,鹅血、鹅涎液适量。

【用药经验】

①消渴:鹅肉 150 g,天冬、麦冬、天花粉各 20 g,水炖服。

②血吸虫病(晚期):鲜鹅血半杯,加少许热黄酒拌匀,饭后服,每日 2 次。

③骨刺鲠喉:鹅涎液适量,含咽。

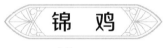

锦 鸡

Niongx

【基　　源】雉科动物锦鸡。

【用药部位】去除内脏和羽毛的全体、羽毛。

【性　　味】性温,味甘。

【功　　效】解毒消肿、补血止血。

【用法用量】内服:1 只。外用:适量。

【用药经验】

①体弱贫血:锦鸡 1 只,黄精、黄芪、当归各 30 g,将药材纳入鸡腹,水炖服。

②久病体虚:锦鸡 1 只,党参、黄芪各 30 g,陈皮 15 g,将药材纳入鸡腹,水炖服。

③痔疮:锦鸡尾羽适量,烧灰,桐油调敷患处。

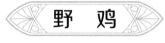

野 鸡

Niongx

【基　　源】雉科动物野鸡。

【用药部位】去除内脏的全体。

【性　　味】性温,味甘、酸。

【功　　效】补中益气、生津止渴。

【用法用量】内服、外用均为 1 只。

【用药经验】

①消渴引饮无度:野鸡 1 只,去毛细切,加盐少许,水炖服。

②产后体虚:野鸡 1 只,去毛取肉,制馄饨食。

③冻疮:野鸡 1 只,取脑,加等量黄蜡、少量清油,共熬成膏,涂患处。

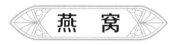

燕　窝

Zaid Bad Lind Ghaif

【基　　源】雨燕科动物燕子。

【用药部位】唾液。

【性　　味】性平,味甘。

【功　　效】补中益气、养阴润燥。

【用法用量】内服:5 ~ 10 g。

【用药经验】

①体虚多汗:燕窝 5 g,夜寒苏 15 g,水煎服。

②虚劳咳嗽:燕窝 10 g,泡参、百合各 15 g,水炖服。

③疟疾:燕窝 10 g,冰糖 2 g,水炖服。

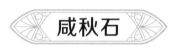

咸秋石

Xif Qub Sif

【基　　源】食盐的煅制品。

【性　　味】性寒,味咸。

【功　　效】清心降火、滋阴涩精。

【用法用量】内服:1.5 ~ 4.5 g,或入丸剂。外用:适量。

【用药经验】

①肺结核:咸秋石、白茯苓各 1.2 g,山栀茶根皮 1.5 g,共研为末,以蜜为丸,如梧子大,每次 30 丸,空腹水送服。

②赤白带下:咸秋石 4.5 g,研末,蒸枣肉为丸,如梧子大,每次 60 丸,空腹水送服。

③咽喉肿痛:咸秋石适量,研末,吹喉。

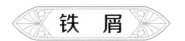

铁 屑

Ghab Bent Hlet

【基　　源】生铁煅至赤红,外层氧化时被锤落的铁屑。

【性　　味】性凉,味辛。

【功　　效】平肝镇惊、解毒敛疮。

【用法用量】内服:3～10 g。

【用药经验】

①暴怒发狂:铁屑 9 g,甘草 3 g,水煎服。

②阳厥怒狂:铁屑适量,研成细末,每次 3 g,水送服。

③关节疼痛不能转动:铁屑适量,炒热投酒中,取酒服。

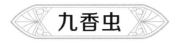

九香虫

Gangb Cangt Ghad

【基　　源】蝽科昆虫九香虫。

【用药部位】全体。

【性　　味】性温,味咸。

【功　　效】理气止痛、温肾助阳。

【用法用量】内服:3～10 g。外用:适量。

【用药经验】

①慢性气管炎(喘息型):九香虫 1 只,焙焦研末,入鸡蛋搅匀,芝麻油煎食(忌食猪油)。

②血管瘤:九香虫鲜体剪开尾部,挤出腹中内容物涂于患处,每日 3～4 次。

③肾虚阳痿:九香虫 9 g,海马 6 g,仙茅、菟丝子、淫羊藿各 10 g,熟地、山药各 15 g,泡酒服。

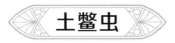

土鳖虫

Gangx Tux Bib Congf

【基　　源】鳖蠊科昆虫地鳖或冀地鳖。

【用药部位】雌虫干燥全体。

【性　　味】性寒,味咸。有小毒。

【功　　效】破瘀血、续筋骨。

【用法用量】内服:3 ~ 9 g,或入散剂。外用:适量。

【用药经验】

①骨折:土鳖虫(酒炙)、蚯蚓(焙干)、自然铜、乳香、骨碎补各 10 g,共研为末,每次 10 g,每日 3 次,苏木汤调服。

②碰伤、摔伤:土鳖虫(焙干)适量,研末,每次 3 g,黄酒送服。

③蜈蚣咬伤:土鳖虫、蟑螂各等量,捣烂,敷患处。

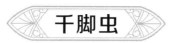

千脚虫

Gangb Hlod Nail

【基　　源】马陆科动物宽跗陇马陆。

【用药部位】全体。

【性　　味】性温,味辛。有毒。

【功　　效】祛风止痒、破积解毒。

【用法用量】外用:适量,一般为 5 ~ 15 g。

【用药经验】

①疮毒:千脚虫、滚山珠、癞蛤蟆、壁虎、蜈蚣、乌梢蛇各等量,桐油熬膏,外贴。

②鼻息肉:千脚虫(醋炙)适量,研末,棉球蘸取塞鼻孔内。

③蛾子:千脚虫、鲜赤葛各等量,捣烂,敷颈部。

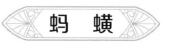

蚂蟥

Gangb Ninl

【基　　源】水蛭科动物蚂蟥。

【用药部位】全体。

【性　　味】性平,味咸、苦。有小毒。

【功　　效】破血逐瘀、通经、消症。

【用法用量】内服:0.3 ~ 3 g,或入散剂。外用:适量。

【用药经验】

①早期肝硬化:蚂蟥 1 g,山甲珠 9 g,共研为末,每次 0.6 g,每日 3 次,水送服。

②脑血栓:蚂蟥适量,研末,每次 0.6 g,每日 3 次,温水送服。半个月为 1 个疗程。

③瘿瘤:取活蚂蟥置患处任其吮吸。

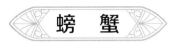

螃　蟹
Diob

【基　　源】蟹科动物螃蟹。

【用药部位】全体。

【性　　味】性寒,味咸。

【功　　效】续筋接骨、清热散血。

【用法用量】外用:适量。

【用药经验】

①骨折:螃蟹、血水草、楤根皮各适量,捣烂,加酒糟包患处。

②骨节脱离:鲜螃蟹适量,捣烂,加入热酒,连服数碗,剩余药渣擦患处。

③小儿解颅:螃蟹、白及各适量,捣烂,涂囟门。

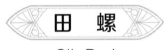

田　螺
Gib Bod

【基　　源】田螺科动物中国圆田螺和中华圆田螺。

【用药部位】壳、肉。

【性　　味】性寒,味甘、咸。

【功　　效】清热、利水、解毒。

【用法用量】外用:适量。

【用药经验】

①痔疮:田螺揭去盖,纳入白矾,口朝上静置一夜待白矾化成水,取螺肉擦痔上。

②耳炎、火眼:田螺揭去盖,纳入冰片和黄连末,化水后取液滴耳、点眼。

③子宫下垂:田螺揭去盖,纳入适量明矾和红糖,化水后取液加冰片外擦患处。

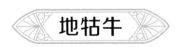

地牯牛
Gang Wuk Guk

【基　　源】蚁蛉科动物黄足蚁蛉的幼虫。

【用药部位】全体。

【性　　味】性平,味咸、辛。有毒。

【功　　效】截疟、软坚消症、拔毒去腐。

【用法用量】外用:适量。

【用药经验】

①竹木及铁砂入肉:地牯牛数个、南瓜瓤适量,捣烂,敷患处。

②骨髓炎:地牯牛数个,焙干研末,撒流脓处。

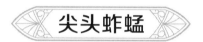

尖头蚱蜢

Gangb Gux Zangb Khob

【基　　源】蝗科动物稻叶剑角蝗、中华蚱蜢。

【用药部位】全体。

【性　　味】性凉,味辛。

【功　　效】解毒消肿、止咳平喘。

【用法用量】内服:5 ~ 10 只。外用:适量。

【用药经验】

①冻疮:尖头蚱蜢适量,捣烂,敷患处。

②支气管哮喘:尖头蚱蜢 10 只,用炭火烤熟食用。

③小儿惊风:尖头蚱蜢数只,焙干研末,每次 2 g。另取尖惊药 10 g 煎汤送服。

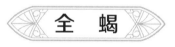

全　蝎

Gangb Vis

【基　　源】钳蝎科动物东亚钳蝎。

【用药部位】全体。

【性　　味】性平,味辛。有毒。

【功　　效】息风镇痉、通络止痛。

【用法用量】内服:3 ~ 6 g,或入散剂。

【用药经验】

①中风口眼㖞斜:全蝎 1 g,僵蚕 10 g,白附子 6 g,研末,每次 5 g,开水送服。

②类风湿性关节炎:全蝎、蜈蚣、五步蛇各等份,研末装胶囊,每次 1.5 g,早晨水送服。

③骨关节结核:全蝎研末,每次 2 g,铁包金煎汤送服。

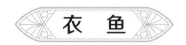

衣　鱼

Nail Dad Jid

【基　　　源】衣鱼科动物衣鱼。

【用药部位】全体。

【性　　　味】性温,味咸。

【功　　　效】利尿通淋、祛风解毒。

【用法用量】内服:5~10 只。外用:适量。

【用药经验】

①淋病:衣鱼 10 只,焙干研末,板栗花煎汤送服。

②小儿重舌:衣鱼适量,烧灰涂舌上。

③小儿天吊:干衣鱼 10 只,生衣鱼 5 只,用适量乳汁相和,研烂,再加适量乳汁调匀,灌入口中。

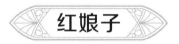

红娘子

Hongf Niangf Zix

【基　　　源】蝉科昆虫黑翅红娘子或褐翅红娘子。

【用药部位】全体。

【性　　　味】性平,味苦。有毒。

【功　　　效】攻毒、破积、通瘀。

【用法用量】内服:1.5~3 g。

【用药经验】

①狂犬咬伤:红娘子焙干研末,每次 2 g,水送服。

②瘰疬:红娘子 14 只,乳香、砒霜各 3 g,硇砂 4.5 g,黄丹 1.5 g,共研为末,入适量糯米粥制成饼,贴敷患处,连贴 1 个月左右。

③便毒:鸡蛋 1 枚,开口并入红娘子 6 只,煨熟,去虫食蛋,以酒送服。

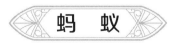

蚂　蚁

Gangb Nos

【基　　　源】蚁科昆虫大蚂蚁。

【用药部位】全虫。

【性　　味】性温,味咸。

【功　　效】祛风除湿、补气补虚。

【用法用量】内服:10～50 g。

【用药经验】

①风湿痹痛:蚂蚁、大马蜂各 50 g,泡酒服。

②乙型肝炎:蚂蚁 50 g,三七、黄芪、茵陈、鳖甲各 10 g,淫羊藿、五味子各 5 g,水煎服。

③不孕不育:蚂蚁、菟丝子、人参各 30 g,鹿茸 10 g,共研为末,每次 5 g,黄酒送服。

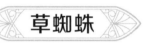

草蜘蛛

Gangb Vas Nangx

【基　　源】漏斗蛛科昆虫迷宫漏斗蛛。

【用药部位】全体。

【性　　味】性寒,味苦。有毒。

【功　　效】解毒消肿、截疟。

【用法用量】内服:0.5～1 g。外用:适量。

【用药经验】

①毒蛇咬伤:草蜘蛛适量,捣烂,敷患处。

②疔毒疮肿:草蜘蛛适量,捣烂,敷患处。

③疟疾:草蜘蛛(焙干)研末,每次 1 g,温水吞服。

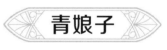

青娘子

Qenb Niangf Zix

【基　　源】芫青科昆虫绿芫青。

【用药部位】全虫。

【性　　味】性温,味辛、咸。有毒。

【功　　效】破积消症、逐瘀。

【用法用量】内服:1～10 只。

【用药经验】

①肝癌:青娘子 2 只,纳入鸡蛋内,用纸封好,糊上黄泥,火上烤熟,去虫食蛋,每日

2 个。

②小肠气:青娘子、红娘子各 10 只,入白面拌炒至黄色,去虫留面,滚开水调服。

③妇女经脉不通、症块胀满:青娘子(去足、翅)5 只,以糙米炒制,共研为末,分 3 次服用,空腹甘草煎汤送服,若觉脐腹痛,则以黑豆煎汤送服。

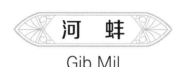

河　蚌

Gib Mil

【基　　源】蚌科动物三角帆蚌及其近缘种。

【用药部位】肉、全体。

【性　　味】性寒,味甘、咸。

【功　　效】清热养阴、明目。

【用法用量】内服:90 ~ 150 g。外用:适量。

【用药经验】

①消渴:河蚌肉 150 g,天花粉、黄精、玉竹各 20 g,水煎服。

②痔疮:河蚌 1 个,纳入明矾适量,化水后取液外擦。

③烦热:河蚌肉、田螺肉各 100 g,加酸菜适量,水炖服。

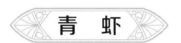

青　虾

Gangb Kongb Nox

【基　　源】长臂虾科动物青虾。

【用药部位】全体。

【性　　味】性微温,味甘。

【功　　效】补肾壮阳、养血固精、开胃化痰。

【用法用量】内服:150 ~ 300 g。外用:适量。

【用药经验】

①补肾壮阳:青虾 300 g,蛤蚧 2 枚,茴香、蜀椒各 120 g,以青盐化酒炙炒,加木香粗末 30 g 和匀,乘热收瓶中密封。每次 1 匙,空腹盐酒嚼服。

②产后无乳:鲜青虾 300 g,取净肉捣烂,黄酒热服,再饮猪蹄汤。

③臁疮:鲜青虾、黄丹各适量,捣烂,贴患处。每日 1 换。治愈即可停药。

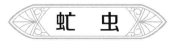

虻 虫
Gangb Dliongb

【基　　源】虻科昆虫虻虫。

【用药部位】全虫。

【性　　味】性微寒,味苦。有毒。

【功　　效】破瘀散结、通经逐瘀。

【用法用量】内服:入丸散。外用:适量。

【用药经验】

①跌打瘀血:虻虫20只,牡丹30 g,捣为散,每次1 g,酒送服。

②月经不行、产后恶露作痛:虻虫(去头炒)、水虻(糯米炒黄)、桃仁(去皮、尖)各50只/粒,熟地120 g,共研为末,制蜜丸,如梧子大,每次5~7丸,空腹温酒送服。

③肿毒:虻虫、松香各等份,共研为末,制贴膏贴患处。

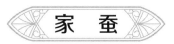

家 蚕
Gangb Ad Zaid

【基　　源】蚕蛾科昆虫家蚕。

【用药部位】带蛹的茧(蚕茧)、感染白僵菌致死的全虫(僵蚕)。

【性　　味】性温,味甘。

【功　　效】祛风止痛、化痰散结、止消渴。

【用法用量】内服:3~9 g。

【用药经验】

①中风口眼㖞斜:僵蚕、全蝎、白附子各等份,共研为末,每次3 g,热酒调服。

②消渴:蚕茧10 g,水煎服。

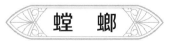

螳 螂
Gangb Mal Yol

【基　　源】螳螂科昆虫大刀螂、南方刀螂、小刀螂、广腹螳螂等。

【用药部位】全虫、卵鞘(桑螵蛸)。

【性　　味】性温,味甘、咸。

【功　　效】利湿消肿、固精涩尿。

【用法用量】内服:5～10 g。外用:适量。

【用药经验】

①咽喉肿痛:螳螂(烘干)1 只,冰片 3 g,硼砂 2 g,矮陀陀 1.5 g,共研为末,取适量吹喉内。

②竹木刺入肉:螳螂(烘干)适量,研末,入糯米饭,捣和敷患处。

③遗精遗尿:桑螵蛸(炙)、龙骨各等份,共研为末,每次 6 g,空腹盐汤送服。

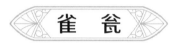

雀　瓮

Qof Vongb

【基　　源】刺蛾科动物黄刺蛾。

【用药部位】带蛹的茧。

【性　　味】性平,味甘。

【功　　效】息风定痫。

【用法用量】内服:1～5 只。

【用药经验】

①小儿痫疾:花椒树雀瓮 5 只,取汁灌服。

②小儿惊风:雀瓮、白僵蚕、全蝎各 3 只,微炒,共研为末,每次 0.5 g,麻黄 3 g 煎汤送服。

③脐风:雀瓮 5 只,微炒,研末敷脐部。

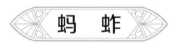

蚂　蚱

Gangb Gux

【基　　源】蝗科昆虫飞蝗、中华稻蝗、稻叶大剑角蝗等。

【用药部位】干燥全体。

【性　　味】性平,味辛。

【功　　效】止咳平喘、消积定惊。

【用法用量】内服:10～15 只。

【用药经验】

①小儿鸬鹚瘟:蚂蚱 10 只,水煎服。

②破伤风:霜降后的蚂蚱 15 个,晒干,瓦上焙黄,去翅,酒送服。

③急(慢)惊风:霜降后的蚂蚱 10 只,风干,加钩藤、薄荷各 10 g,水煎服。

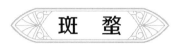

斑 蝥
Gangb Baib Ed

【基　　源】芫青科昆虫南方斑蝥或黄黑小斑蝥。

【用药部位】干燥全体。有毒。

【性　　味】性热,味辛。

【功　　效】破血消症、攻毒蚀疮。

【用法用量】内服:0.03 ~ 0.06 g,或入丸散。外用:适量。

【用药经验】

①痈疽:斑蝥适量,为末,加蒜捣成膏状,捏如黄豆大,贴患处,脓出去药。

②牛皮癣:斑蝥 1 只,甘遂、雄黄各 3 g,共研为末,醋调擦患处。

③面瘫:斑蝥 1 只,研末,水调敷颊部,向左歪贴右侧,向右歪贴左侧,起疱去药。

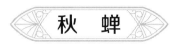

秋 蝉
Gangb Seid Yol

【基　　源】蝉科昆虫黑蚱。

【用药部位】全虫、若虫羽化时脱落的皮壳(蝉蜕)。

【性　　味】性寒,味甘、咸。

【功　　效】散风除热、息风镇惊。

【用法用量】内服:1 ~ 10 g。

【用药经验】

①风温、冬温咳嗽:蝉蜕 3 g,薄荷、前胡各 5 g,栝楼、牛蒡子各 6 g,淡豆豉 12 g,水煎服。

②皮肤瘙痒:蝉蜕、薄荷叶各等份,共研为末,每次 3 g,每日 3 g,酒调服。

③小儿初生(百日内)发痫:秋蝉(焙黄)、赤芍各 10 g,黄芩 6 g,共研为末,加少量水,煎至 15 mL,去渣服汤。

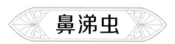

鼻涕虫

Gangb Ghad Nais

【基　　源】蛞蝓科动物鼻黄蛞蝓、野蛞蝓。

【用药部位】全体。

【性　　味】性寒,味咸。

【功　　效】清热解毒、祛风消肿。

【用法用量】外用:适量。

【用药经验】

①烂脚疮:鼻涕虫(焙黄)10 条,研末,油调擦患处。

②痔疮肿痛:鼻涕虫 10 条,京墨适量,研调涂患处。

③丹毒痈肿:活鼻涕虫数只,泡醋捣烂,加冰片少许,调匀敷患处。

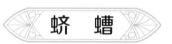

蛴　螬

Gangb Qid Cef

【基　　源】鳃金龟科昆虫四川大黑鳃金龟及其近缘种的幼虫。

【用药部位】全体。

【性　　味】性微温,味咸。有毒。

【功　　效】解毒止痛、破瘀散结。

【用法用量】外用:适量。

【用药经验】

①痈疽、痔漏、恶疮:蛴螬适量,研末,敷患处。

②破伤风:活蛴螬 1 只,捏住脊背,候口中吐水,取之擦疮口,觉麻,汗出即愈。

③喉痹:活蛴螬适量,捣烂取汁,点喉。

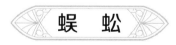

蜈　蚣

Gangb Kuk

【基　　源】蜈蚣科动物少棘巨蜈蚣。

【用药部位】全体。

【性　　味】性温,味辛。有毒。

【功　　效】攻毒散结、祛风定惊。

【用法用量】内服:1.5 ~ 4.5 g,或入散剂。外用:适量。

【用药经验】

①风癣:蜈蚣 30 g,乌梢蛇 60 g,共研为末,水送服。体强者服 3 g,体弱者服 1.5 g,每日 2 次。

②痔疮疼痛:蜈蚣适量,研末,加冰片少许和匀,以油调敷患处。

③蛇头疔:蜈蚣 1 条,雄黄 6 g,共研为末,鸡蛋清调敷患处。

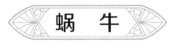

蜗　牛

Gib Ak

【基　　源】蜗牛科动物同型巴蜗牛、华蜗牛及其同科近缘种。

【用药部位】全体。

【性　　味】性寒,味咸。

【功　　效】清热解毒、利尿消肿。

【用法用量】外用:适量。

【用药经验】

①脱肛:蜗牛 30 g,诃子 15 g,焙干研末,猪油调敷。

②烂脚丫:蜗牛内放入少许冰片化水,取之外擦。

③小便不通:取蜗牛肉 1 个,捣烂,加少许麝香,敷脐下。

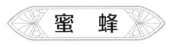

蜜　蜂

Gangb Wab

【基　　源】蜜蜂科昆虫中华蜜蜂。

【用药部位】蜂蜜、全体。

【性　　味】性平,味甘。

【功　　效】解毒止痛、补中润燥。

【用法用量】外用:适量。

【用药经验】

①男子阴疮:蜂蜜、甘草(末)各适量,稍煎,取涂患处。

②热油烧烫伤:蜂蜜适量,涂患处。

③风湿关节痛:活蜜蜂 1～5 只,取尾刺蜇痛处。

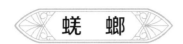

蜣　螂

Gangb Dliangd Ghad

【基　　源】金龟子科昆虫屎壳郎。

【用药部位】全体。

【性　　味】性寒,味咸。有毒。

【功　　效】破瘀攻毒、消肿通便。

【用法用量】内服:1.5～3 g。外用:适量。

【用药经验】

①附骨疽、鱼眼疮:蜣螂 7 只,捣烂,加面粉调敷患处。

②痔漏出水:蜣螂(阴干)适量,研末,加少许冰片调匀,取之放漏处,肉内生,药自出。

③膀胱结石:蜣螂(去头,焙干),研末,每次 1.5～3 g,每日 2 次,水送服。

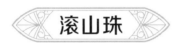

滚山珠

Gunx Saib Zub

【基　　源】球马陆科动物滚山球马陆。

【用药部位】全体。

【性　　味】性温,味咸。

【功　　效】舒筋活血、续筋接骨。

【用法用量】内服:1.5～3 g。外用:适量。

【用药经验】

①骨折:滚山珠 3～5 只,研末,加糯米粉制饼,炸熟后食用。

②疮肿:滚山珠 3～5 只,捣烂,敷患处。

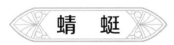

蜻　蜓

Gangb Yel

【基　　源】蜓科昆虫赤蜻蛉、夏赤卒、褐顶赤卒、黄衣等。

【用药部位】全体。

【性　　味】性温,味咸。

【功　　效】清热解毒、补肾益精、止咳定喘。

【用法用量】内服:3 ~ 6 g。外用:适量。

【用药经验】

①阳痿、遗精:蜻蜓研末,每次 3 g,每日 2 次,金樱子煎汤送服。

②咽喉肿痛:蜻蜓研末,吹喉。

③咳嗽喘促:蜻蜓研末,每次 3 g,每日 2 次,千年耗子屎煎汤送服。

蜘　蛛

Gangb Vas Bal

【基　　源】园蛛科动物大腹圆蛛。

【用药部位】全体。

【性　　味】性寒,味苦。有毒。

【功　　效】解毒消肿、祛风。

【用法用量】外用:适量,一般为 0.3 ~ 1 g。

【用药经验】

①恶疮:蜘蛛(研末)适量,入适量轻粉,麻油调涂患处。

②鼻息肉:活蜘蛛、红糖适量,捣烂涂息肉上。

③蝎蜇伤:活蜘蛛适量,捣烂,取汁涂患处。

土狗崽

Ghab Daib Dlad

【基　　源】蝼蛄科昆虫蝼蛄或华北蝼蛄。

【用药部位】全体。

【性　　味】性寒,味咸。有小毒。

【功　　效】利水、消肿、解毒。

【用法用量】内服:3 ~ 5 g。外用:适量。

【用药经验】

①水肿:蝼蛄 5 只,研末,每次 3 g,饭前温水送服,以小便通利为效。

②石淋:蝼蛄 7 只,盐 60 g,置新瓦上焙干,去盐研末,每次 3 g,温酒调服。

③颈项瘰疬:生蝼蛄(去肉留壳)7只,入丁香7粒,于壳内烧过,共研烂,用纸花包贴于患处。

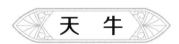

天　牛

Gangb Bad Dlik

【基　　源】天牛科昆虫天牛。

【用药部位】全体。

【性　　味】性寒,味苦、咸。有毒。

【功　　效】活血祛瘀、息风止痉。

【用法用量】内服:3~8 g。外用:适量。

【用药经验】

①疔肿恶毒:天牛4只,蟾蜍1.5 g,巴豆仁1枚,粉霜、雄黄、麝香少许,八角1枚,研如泥状,入溶化的黄蜡少许,调膏备用。每次用针挑破疮头,用榆条送麦粒大膏药入疮中,雀粪放疮口,疮回即止。

②竹木刺入肉:天牛适量,研末,蜜调敷患处。

③血瘀疼痛:天牛适量,研末,每次 3 g,酒送服。

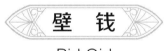

壁　钱

Bid Qid

【基　　源】壁钱科动物华南壁钱或北国壁钱。

【用药部位】卵囊(壁钱幕)、全体。

【性　　味】性凉,味咸、苦。

【功　　效】清热解毒、止血。

【用法用量】内服:3~5只。外用:适量。

【用药经验】

①扁桃体炎:壁钱10只,焙干研末,吹喉。

②喉痹、乳蛾:壁钱幕7枚,活壁钱2只,捏作一团,入2 g白矾(化开)中,烧存性,研末,吹喉。

③各种疮出血:壁钱适量,煅存性,加入少许冰片,共研为末,调敷患处。

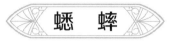

蟋　蟀

Gangb Qangk

【基　　源】蟋蟀科昆虫蟋蟀。

【用药部位】全体。

【性　　味】性温,味辛、咸。有小毒。

【功　　效】破血、利尿。

【用法用量】内服:1 ~ 6 只。

【用药经验】

①外伤小肚尿不出:蟋蟀 1 只,水煎服。

②老人癃闭:蟋蟀、蝼蛄各 4 只,甘草 3 g,水煎服,分 3 次服完。

③小儿遗尿:蟋蟀 1 只,焙黄研末,滚水调和,待温服下。每日 1 次,每次 1 剂。1 岁服 1 次,共服 1 只;3 岁服 3 次,共服 3 只;10 岁服 10 次,共服 10 只,依此照推。

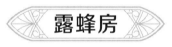

露蜂房

Zaid Gangb Xib

【基　　源】胡蜂科昆虫黄星长脚黄蜂及其同属近缘昆虫。

【用药部位】蜂巢。

【性　　味】性平,味甘。有小毒。

【功　　效】攻毒、祛风、杀虫。

【用法用量】内服:2.5 ~ 6 g,或入丸散。外用:适量。

【用药经验】

①诸恶疽、附骨痈:露蜂房、乱发、蛇皮,共烧灰,酒送服。每次 1 g,每日 2 次。

②乳痈:露蜂房适量,烧灰,每次 6 g,水送服。

③痔漏:露蜂房适量,烧存性,菜油调敷患处。

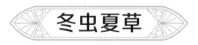

冬虫夏草

Dongb Congf Xad Cex

【基　　源】麦角菌科真菌冬虫夏草菌寄生在蝙蝠蛾科幼虫上的子座和幼虫尸体的

干燥复合体。

【用药部位】带菌子坐幼虫复合体。

【性 味】性平,味甘。

【功 效】补虚益气、止咳化痰。

【用法用量】内服:15～30 g。

【用药经验】

①病后虚损:冬虫夏草 3～5 条,老雄鸭(去内脏)1 只,鸭头劈开,纳药于内,以线缝好,加少许酱油调味,酒、水各半煮熟吃。

②阳痿、遗精、贫血:冬虫夏草 15～30 g,炖鸡或猪肉,吃肉喝汤。

③虚喘:冬虫夏草 15～30 g,老雄鸭(去内脏)1 只,蒸食。

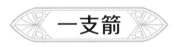

一支箭

Yif Zib Jid

【基 源】瓶尔小草科植物一支箭。

【用药部位】全草。

【性 味】性凉,味苦、甘。

【功 效】清热解毒、活血散瘀、消肿止痛。

【用法用量】内服:10～30 g。外用:适量。

【用药经验】

①皮肤包块(癌):鲜一支箭适量,捣烂,敷患处。每日 1 换,连敷 10 日至月余。

②花柳病:一支箭 30 g,猪骨适量,加水煲汤服,每日 1 剂。

③各种毒蛇咬伤:一支箭 3～5 g,泡酒涂伤口周围(勿擦伤口以便毒气排出)并内服半盅。如有余毒不退,可用半边莲、黄柏、白菊花、金银花各 4 g,水煎服,每日 1 剂。

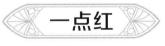

一点红

Yif Dix Hongf

【基 源】菊科植物一点红。

【用药部位】全草。

【性 味】性凉,味微苦。

【功 效】清热解毒、凉血消肿、利尿消炎。

【用法用量】内服:15～30 g。外用:适量。

【用药经验】

①白喉:一点红、酢浆草、红牛膝根各 30 g,水煎服。

②肾盂肾炎:一点红、白茅根各 30 g,鱼鳅串 15 g,水煎服。

③臁疮:鲜一点红适量,捣烂,敷患处。注意留口,便于脓毒排出。

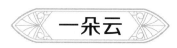

一朵云
Vob Ghob Dab

【基　　源】阴地蕨科植物阴地蕨。

【用药部位】全草。

【性　　味】性微寒,味甘、微苦。

【功　　效】清热解毒、平肝散结。

【用法用量】内服:6 ~ 15 g。

【用药经验】

①九子疡:一朵云、土茯苓、夏枯草、千年耗子屎各 15 g,水煎服。

②咽喉炎:一朵云、板蓝根、栝楼皮、桑白皮、一枝黄花各 6 g,水煎服。

③肺痨:一朵云、白及、玉竹、白英、栝楼皮各 10 g,水煎服。

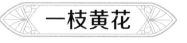

一枝黄花
Vob Nail Lies Bad

【基　　源】菊科植物一枝黄花。

【用药部位】全草。

【性　　味】性凉,味微苦、辛。

【功　　效】清热解毒、消肿止痛、抗菌消炎。

【用法用量】内服:10 ~ 30 g。外用:适量。

【用药经验】

①细菌性阴道炎:一枝黄花适量,水煎浓汤熏洗患处。

②中暑:一枝黄花 30 g,苦参 15 g,青木香 3 g,水煎服。

③偏头痛:一枝黄花、臭牡丹根各 30 g,半边莲 25 g,水煎服。

小一口血

Xox Yif Kux Xix

【基　　源】秋海棠科植物石上海棠。

【用药部位】全草。

【性　　味】性寒,味酸、苦。

【功　　效】活血调经、消炎止痛、止血。

【用法用量】内服:15～30 g,或入散剂。

【用药经验】

①内伤吐血:小一口血、红八角莲、红牛膝、生扯拢、铁筷子各 15 g,泡酒 500 g,早晚各服 50 g。

②跌打损伤:小一口血、红牛膝、见血飞、花蝴蝶各 15 g,五香血藤、乌头须根、岩五加各 25 g,万年炮 10 g,泡酒 500 g,早晚各服 50 g。

③一般吐血:小一口血、地马蜂各等份,烘干共研为末,每次 5 g,早晚各 1 次,水送服。

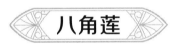

八角莲

Jab Gangb Kuk Eb

【基　　源】小檗科植物八角莲。

【用药部位】全草、根茎。

【性　　味】性温,味苦、辛。有毒。

【功　　效】消肿止痛、散瘀、解毒。

【用法用量】内服:10～30 g。外用:适量。

【用药经验】

①毒蛇咬伤:鲜八角莲全草、鲜青藤香全草各等份,捣烂,敷患处。

②肾虚:八角莲根茎 1～9 节,血人参 25 g,炖肉或蒸鸡吃。

③胃痛:八角莲全草适量,烘干研末,每次 15 g,水送服。

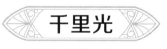

十万错

Vob Ghab Nex Sob

【基　　源】爵床科植物十万错。

【用药部位】全草。

【性　　味】性凉,味辛、微苦。

【功　　效】清热解毒、祛风定惊、消炎、调经。

【用法用量】内服:10～30 g。

【用药经验】

①月经不调:十万错、活血丹、小血藤、益母草各 25 g,水煎服。

②小儿高热惊风:十万错、瓜子金、马鞭草各 10 g,水煎服。

③慢性气管炎:十万错、爬地香、野油菜各 25 g,水煎服。

八仙草

Nangx Baf Xib Cex

【基　　源】茜草科植物拉拉藤或粗叶拉拉藤。

【用药部位】全草。

【性　　味】性微寒,味辛、苦。

【功　　效】活血散瘀、利尿消肿、清热解毒。

【用法用量】内服:干品 15～30 g,鲜品 200～300 g。外用:适量。

【用药经验】

①骨折内陷:鲜八仙草、鲜酢浆草各等份,捣烂,敷患处。骨陷起平后去药。

②乳腺癌:鲜八仙草 250 g,捣烂取汁,加适量红糖调和内服,每日 1 剂,长期服。

③经期腹痛:八仙草 15 g,益母草 10 g,水煎服。

千里光

Vob Wik Nax

【基　　源】菊科植物千里光。

【用药部位】全草。

【性　　味】性寒,味苦。

【功　　效】清热解毒、止痒、明目。

【用法用量】内服:15～30 g。外用:适量。

【用药经验】

①皮肤瘙痒:千里光、鬼针草、忍冬藤各 100 g,水煎洗。

②目赤红肿:千里光、鱼鳅串各 15 g,木贼 10 g,水煎服。

③预防中暑:千里光 30 g,香薷 10 g,泡水当茶饮。

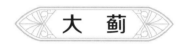

大　蓟

Vob Bel Bat Hlieb

【基　　源】菊科植物蓟。

【用药部位】根、地上部分(大蓟)。

【性　　味】性凉,味甘、苦。

【功　　效】凉血止血、散瘀消肿。

【用法用量】内服:30～60 g。

【用药经验】

①肺脓疡:鲜大蓟根、鲜鱼腥草各 30 g,水煎服。

②高血压:大蓟根 30 g,夏枯草 15 g,野菊花 10 g,水煎服。每日 1 剂,分 2 次服完。

③阑尾炎:大蓟 60 g,五花血藤 30 g,水煎服。每日 1 剂,分 2 次服完。

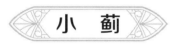

小　蓟

Vob Bel Bat Yut

【基　　源】菊科植物刺儿菜。

【用药部位】花、地上部分(小蓟)。

【性　　味】性凉,味甘、苦。

【功　　效】凉血止血、祛瘀消肿。

【用法用量】内服:10～15 g。

【用药经验】

①吐血、衄血、尿血:小蓟、仙鹤草各 15 g,水煎服。

②月经不调:小蓟花 15 g,月季花 12 g,水煎去渣,加米酒调服。

③肾盂肾炎:小蓟、紫草各 15 g,白茅根 30 g,水煎服。

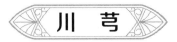

川 芎
Caib Xongb

【基　　源】伞形科植物川芎。

【用药部位】根茎。

【性　　味】性温,味辛。

【功　　效】祛风止痛、行气活血。

【用法用量】内服:3~10 g。

【用药经验】

①伤风头痛:川芎、白芷各 6 g,独活 10 g,细辛 3 g,水煎服。

②感冒头痛:川芎、防风、白芷、羌活各 10 g,细辛 3 g,水煎服。

③风湿头痛:川芎、苍术、天麻各 10 g,水煎服。

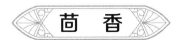

茴 香
Xongx Hxangb

【基　　源】伞形科植物茴香。

【用药部位】果实。

【性　　味】性温,味辛。

【功　　效】理气和胃、散寒止痛。

【用法用量】内服:3~10 g。外用:适量。

【用药经验】

①疝气:茴香带果实全草适量,炒热,装布袋热熨患处。

②胃冷痛:茴香 60 g,生姜 120 g,捣烂炒黄,共研为末,温水吞服。每次 5 g,每日 3 次。

③睾丸鞘膜积液:茴香 25 g,食盐 7 g,炒焦研末,加 2 个鸡蛋调匀煎成饼,临睡前黄酒送服。

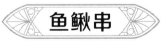

鱼鳅串
Yif Qub Caid

【基　　源】菊科植物马兰。

【用药部位】全草。

【性　　味】性凉,味苦、微辛。

【功　　效】凉血解毒、理气消食、清热利湿。

【用法用量】内服:10～30 g。

【用药经验】

①吐血:鱼鳅串 30 g,侧柏叶、白茅根各 20 g,水煎服。

②肝痛:鱼鳅串、排风藤各 30 g,水煎服。

③防治感冒:鱼鳅串、马鞭草、仙鹤草各 15 g,水煎服,连服 3 d。

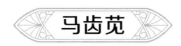

马齿苋

Vob Hmid Ninx

【基　　源】马齿苋科植物马齿苋。

【用药部位】全草。

【性　　味】性寒,味酸。

【功　　效】清热解毒、祛湿利尿。

【用法用量】内服:30～60 g。外用:适量。

【用药经验】

①带状疱疹:马齿苋 60 g,当归、大青叶各 15 g,水煎服。

②肺热咯血:马齿苋、仙鹤草、白茅根各 30 g,水煎服。

③疮疡溃烂:鲜马齿苋、鲜犁头草各适量,捣烂敷。

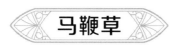

马鞭草

Jab Lob Gheib

【基　　源】马鞭草科植物马鞭草。

【用药部位】全草。

【性　　味】性凉,味微苦。

【功　　效】活血散瘀、清热解毒。

【用法用量】内服:15～30 g。

【用药经验】

①黄疸性肝炎:马鞭草、茵陈、虎杖各 30 g,水煎服。

②闭经:马鞭草根 30 g,益母草 15 g,艾叶 6 g,水煎服。

③肝硬化腹水:马鞭草、车前草、鸡内金各 15 g,水煎服。

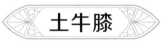

天胡荽

Tib Fuf Seib

【基　　源】伞形科植物天胡荽。

【用药部位】全草。

【性　　味】性凉,味甘、苦、微辛。

【功　　效】清热利湿、解毒凉血。

【用法用量】内服:10～30 g。外用:适量。

【用药经验】

①带状疱疹:鲜天胡荽适量,捣烂取汁,入雄黄粉调涂患处。

②鼻炎:天胡荽、木姜花各适量,捣烂塞鼻孔。

③肝硬化腹水:天胡荽、山高粱、毛蜡烛、腹水草各 20 g,水杨柳 6 g,水煎服。

车前草

Vob Nix Bat Dliangt

【基　　源】车前草科植物车前草。

【用药部位】全草、种子(车前子)。

【性　　味】性寒,味甘。

【功　　效】清热利水、解毒凉血。

【用法用量】内服:车前子 10～30 g,车前草 15～60 g。

【用药经验】

①肠炎、痢疾:车前草、辣蓼各 60 g,水煎服。

②高血压:车前子、杜仲、桑寄生各 15 g,水煎服。

③尿路结石:车前草、白茅根、玉米须各 15 g,水煎服。

土牛膝

Tux Niuf Qib

【基　　源】苋科植物土牛膝。

【用药部位】根。

【性　　味】性平,味苦、酸。

【功　　效】逐瘀通经、引血下行、补肾强筋。

【用法用量】内服:5~15 g。

【用药经验】

①闭经:土牛膝、知母、麦冬、当归各 10 g,水煎服。

②腰腿痛:土牛膝、威灵仙、防风、鸡血藤、桑寄生各 15 g,水煎服。

③口腔糜烂:土牛膝、野蔷薇根皮各 15 g,水煎含咽。

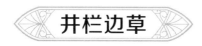

井栏边草

Nangx Jenx Laif Bib Cex

【基　　源】凤尾蕨科植物凤尾草。

【用药部位】全草。

【性　　味】性凉,味微苦。

【功　　效】清热利湿、解毒凉血。

【用法用量】内服:30~100 g,鲜品可用至 150 g。

【用药经验】

①九子疡:井栏边草、夏枯草各 30 g,鸡蛋 2 枚,水煎服汤食蛋。每日 1 剂,连服 15~30 日。

②泌尿系炎症:井栏边草 100 g,车前草 30 g,忍冬叶 20 g,水煎服。

③雷公藤、野菌中毒:鲜井栏边草 120 g,捣烂取汁,冷开水兑服。

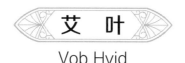

艾　叶

Vob Hvid

【基　　源】菊科植物艾。

【用药部位】叶。

【性　　味】性温,味苦、辛。有小毒。

【功　　效】温经止血、散寒止痛、理气安胎。

【用法用量】内服:10~30 g。

【用药经验】

①血崩:艾叶、旱莲草、血竭各 15 g,百草霜 6 g,水煎服。

②宫寒不孕:艾叶、益母草各 15 g,红糖 30 g,鸡蛋 3 枚,煮熟服汤食蛋。月经净后 1 日服食,每月 1 次,共服 3 次。

③胎动不安:艾叶、紫苏、苎麻根各 10 g,水煎服。

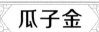

瓜子金
Jab Gib Liod

【基　　源】远志科植物瓜子金。

【用药部位】全草。

【性　　味】性平,味苦、辛。

【功　　效】解毒止痛、祛痰止咳。

【用法用量】内服:15 ~ 30 g。

【用药经验】

①毒蛇咬伤:鲜瓜子金 30 g,捣烂炒热敷伤口,留口排毒。

②咽喉炎:瓜子金、牛膝、朱砂根各 15 g,水煎服。

半边莲
Vob Hmib Dlad Vud

【基　　源】桔梗科植物半边莲。

【用药部位】全草。

【性　　味】性平,味辛。

【功　　效】清热解毒、利尿消肿。

【用法用量】内服:干品 15 ~ 60 g,鲜品 60 ~ 120 g。外用:适量。

【用药经验】

①蛇虫咬蜇伤:鲜半边莲、鲜酢浆草各适量,捣烂,敷患处。

②肺脓疡:半边莲 30 g,半枝莲、鱼腥草各 50 g,水煎服。

③臌胀、水肿:鲜半边莲 60 ~ 120 g,水煎去渣,加入红糖调和后服用。

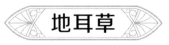

地耳草
Nangx Did Ix

【基　　源】藤黄科植物地耳草。

【用药部位】全草。

【性　　味】性平,味甘、微苦。

【功　　效】清热解毒、消肿散瘀。

【用法用量】内服:25～50 g,大剂量可用 150～200 g。外用:适量。

【用药经验】

①毒蛇咬伤:鲜地耳草适量,捣烂,敷患处。每日 1 换。

②黄疸性肝炎:地耳草、茵陈、黄栀子根各 30 g,水煎服。

③伤寒、副伤寒:地耳草 150 g,水煎服,3 次分服完。连服 10 日。

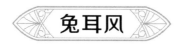

兔耳风

Jab Ghab Jongx Naix

【基　　源】菊科植物杏香兔耳风。

【用药部位】全草。

【性　　味】性寒,味苦、辛。

【功　　效】清热解毒、泻火凉血。

【用法用量】内服:15～30 g。外用:适量。

【用药经验】

①指头疔、无名肿毒:鲜兔耳风、鲜芙蓉叶各适量,捣烂,敷患处。每日 1 换。

②化脓性中耳炎:鲜兔耳风适量,捣烂取汁,滴耳。每日 3～4 次。

③尿黄、癃闭:兔耳风、白茅根、车前草各 30 g,水煎服。每日 1 剂,分 3 次服完。

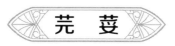

芫 荽

Vob Gangb Gut

【基　　源】伞形科植物芫荽。

【用药部位】全草、果实(芫荽子)。

【性　　味】性温,味辛。

【功　　效】祛风散热、解毒杀虫、通鼻窍。

【用法用量】内服:芫荽 5～15 g,芫荽子 10～30 g。外用:适量。

【用药经验】

①麻疹透发不畅:芫荽 10 g,薄荷、蝉蜕各 3 g,水煎服。同时取鲜芫荽捣烂,擦胸背部。

②野菌中毒:芫荽子 30 g,水煎服。重者多服,轻者少服。

③脱肛:芫荽子适量,研碎,加醋炒热熨患处。

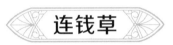

地 稔
Did Renf

【基　　源】野牡丹科植物地稔。

【用药部位】果实、全草、根。

【性　　味】性平,味甘、涩。

【功　　效】活血补血、固涩燥湿。

【用法用量】内服:15～60 g。

【用药经验】

①贫血、月经过多:地稔果实 30～50 g,水煎服。

②肾盂肾炎:地稔根 60 g,淡竹叶、车前草各 30 g,水煎服。

③胃脘痛:地稔、鱼鳅串根各 30 g,水煎服。

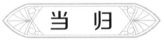

连钱草
Nangx Lif Xid

【基　　源】唇形科植物活血丹。

【用药部位】全草。

【性　　味】性微寒,味辛、微苦。

【功　　效】清热解毒、消肿通淋。

【用法用量】内服:干品 15～30 g,鲜品 50～100 g。

【用药经验】

①雷公藤中毒:鲜连钱草 100 g,捣烂,去渣取汁,汁分 3～4 次服完,渣煎水当茶饮。

②泌尿系结石:连钱草、金钱草、海金沙、车前草、玉米须各 30 g,水煎服。

③月经不调:连钱草、十万错、鸡血藤各 15 g,小血藤、月季花各 10 g,水煎服。

当 归
Dangb Gib

【基　　源】伞形科植物当归。

【用药部位】根。

【性　　味】性温,味甘、辛。

【功　　效】活血补血、润肠通便、调经止痛。

【用法用量】内服:10～15 g,或入丸剂。

【用药经验】

①贫血:当归、白芍各 10 g,黄芪 50 g,炖鸡或猪肉,吃肉喝汤。

②脱发:当归、柏子仁各 500 g,共研为末,炼蜜为丸。每次 6～10 g,饭后服。

③月经不调:当归、白芍、地黄各 10 g,川芎 5 g,黄芪、党参各 30 g,水煎服。

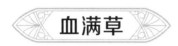

血满草

Xif Maix Cex

【基　　源】忍冬科植物血满草。

【用药部位】全草。

【性　　味】性温,味辛。

【功　　效】活血祛瘀、利尿消肿、祛风湿、强筋骨。

【用法用量】内服:10～50 g。外用:适量。

【用药经验】

①骨折、脱臼:血满草、花蝴蝶各适量,捣烂,敷患处。

②黄疸性肝炎:血满草、地耳草、栀子根各 30 g,水煎服。

③肾炎水肿:血满草 50 g,水煎服。

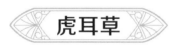

虎耳草

Vob Bix Seix

【基　　源】虎耳草科植物虎耳草。

【用药部位】全草。

【性　　味】性寒,味苦、辛。有小毒。

【功　　效】清热解毒、凉血止血。

【用法用量】外用:适量。

【用药经验】

①中耳炎:鲜虎耳草适量,捣烂取汁,滴耳。每日 2～3 次。

②无名肿毒:鲜虎耳草适量,捣烂,敷患处。每日 1 换。

③烧烫伤:鲜虎耳草适量,捣烂取汁,涂患处。

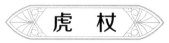

虎 杖
Vob Gongx Liongx

【基　　源】蓼科植物虎杖。

【用药部位】根。

【性　　味】性凉,味酸。

【功　　效】活血化瘀、清热利湿、止咳化痰。

【用法用量】内服:10～30 g。

【用药经验】

①胆囊炎:虎杖、金钱草、田基黄各 15 g,水煎服。

②支气管炎、肺炎:虎杖、十大功劳、枇杷叶各 15 g,水煎服。

③肝硬化腹水:虎杖、茯苓、猪苓、白术各 15 g,积雪草 50 g,泽泻 10 g,水煎服(可加蜜糖兑服)。15 日为 1 个疗程。

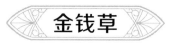

金钱草
Vob Nix Ngol

【基　　源】报春花科植物过路黄。

【用药部位】全草。

【性　　味】性微寒,味甘、咸。

【功　　效】清热利湿、消肿通淋。

【用法用量】内服:15～60 g。外用:适量。

【用药经验】

①胆结石:金钱草、马蹄金、虎杖、十大功劳、化石草各 30 g,水煎服。

②痢疾:金钱草、瓜子金、枳壳各 20 g,水煎服。

③带状疱疹:鲜金钱草适量,捣烂取汁,入糯米浆调涂患处。

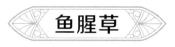

鱼腥草
Vob Dliuk

【基　　源】三白草科植物蕺菜。

【用药部位】地上部分。

【性　　味】性寒,味辛。

【功　　效】清热解毒、利尿通淋、消痈排脓。

【用法用量】内服:15～30 g。外用:适量。

【用药经验】

①肺痈:鱼腥草、臭牡丹根各 30 g,桔梗 15 g,水煎服。

②肺炎、气管炎:鱼腥草、大青叶、野菊花各 30 g,水煎服。

③疮疖红肿热痛:鲜鱼腥草、鲜蒲公英各适量,捣烂,敷患处。

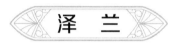

泽 兰

Vob Khok Hlieb

【基　　源】唇形科植物毛叶地瓜儿苗。

【用药部位】全草。

【性　　味】性微温,味苦、辛。

【功　　效】活血散瘀,行水消肿。

【用法用量】内服:10～15 g。

【用药经验】

①跌打损伤:泽兰、桃仁、归尾、赤芍、木香、红花各 10 g,水煎服。

②产后瘀血腹痛:泽兰、益母草、香附各 12 g,水煎服。

③倒经:泽兰、牡丹皮、当归、大田基黄各 15 g,水煎服。

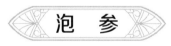

泡 参

Pod Senb

【基　　源】桔梗科植物沙参、杏叶沙参、轮叶沙参、云南沙参、泡沙参及其同属近缘植物。

【用药部位】根。

【性　　味】性微寒,味甘。

【功　　效】养阴清肺、解毒下乳、益气化痰。

【用法用量】内服:10～15 g,大量剂可用到 150 g。

【用药经验】

①肺阴虚干咳:泡参、百部、白前、桑白皮各 10 g,水煎服。

②乳汁不足:泡参 150 g,猪脚 1 只,水炖服汤食肉,以酒为引。

③肺热咳嗽无痰:泡参、麦冬、桑叶、枇杷叶、贝母、杏仁各 10 g,水煎服。

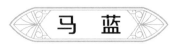

马 蓝

Vob Ngangx Diel

【基　　源】爵床科植物马蓝。

【用药部位】根。

【性　　味】性寒,味苦、咸。

【功　　效】清热解毒、凉血定惊、消肿。

【用法用量】内服:10 ~ 30 g。

【用药经验】

①腮腺炎:马蓝根 30 g,蒲公英、金银花各 15 g,水煎服。另取鲜马蓝全草捣烂,敷患处。

②预防流脑:马蓝根、贯众各 20 g,水煎服。

③急性咽炎:马蓝根 30 g,牛膝、金银花各 15 g,水煎服。

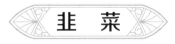

韭 菜

Vob Nix

【基　　源】百合科植物韭菜。

【用药部位】种子、根、叶。

【性　　味】性温,味辛。

【功　　效】温补肝肾、壮阳固精、散瘀解毒。

【用法用量】内服:15 ~ 30 g。外用:适量。

【用药经验】

①肾虚:韭菜子、枸杞子、女贞子、五味子、五加皮各 15 g,水煎服。

②漆疮:韭菜叶、螃蟹各 30 g,共捣烂,纱布包擦患处。

③误吞金属:韭菜适量,炒热后搓成小丸吞下。

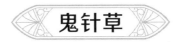

鬼针草

Nangx Gix Zenb Cex

【基　　　源】菊科植物鬼针草。

【用药部位】全草。

【性　　　味】性平,味苦。

【功　　　效】清热解毒、散瘀消肿、祛风活血。

【用法用量】内服:10～30 g。外用:适量。

【用药经验】

①阑尾炎:鬼针草、败酱草、蒲公英各 30 g,水煎服。

②高血压:鬼针草、夏枯草、绞股蓝各 20 g,水煎服。

③风疹:鲜鬼针草适量,捣烂,揉擦患处。

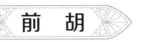

前　胡

Vob Jex Bil

【基　　　源】伞形科植物白花前胡。

【用药部位】根。

【性　　　味】性微寒,味苦、辛。

【功　　　效】清热散风、降气化痰。

【用法用量】内服:10～15 g。

【用药经验】

①感冒咳嗽:前胡、桔梗、杏仁各 10 g,水煎服。

②咳嗽痰多:前胡 10 g,陈皮、紫苏子、枳实各 5 g,水煎服。

③支气管炎:前胡、桔梗、桑白皮、贝母各 10 g,甘草 6 g,水煎服。

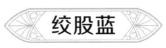

绞股蓝

Vob Ghab Did

【基　　　源】葫芦科植物绞股蓝。

【用药部位】全草。

【性　　味】性寒,味甘、微苦。

【功　　效】清热解毒、止咳化痰、降脂减肥。

【用法用量】内服:10～30 g。

【用药经验】

①慢性肝炎:绞股蓝、茵陈、黄栀子、郁金、五味子、山栀茶各 15 g,水煎服。

②慢性气管炎:绞股蓝、白果、一见喜各 10 g,水煎服。

③高脂血症:绞股蓝、鬼针草、荷叶各 20 g,水煎服。

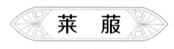

莱　菔
Laif Fuf

【基　　源】十字花科植物莱菔。

【用药部位】种子(莱菔子)、根(萝卜)。

【性　　味】性平,味甘、辛。

【功　　效】消食化气、解毒化痰。

【用法用量】内服:莱菔子 5～10 g,萝卜 30～100 g。

【用药经验】

①食积气滞:莱菔子、炒神曲、炒山楂、炒麦芽、炒谷芽各 10 g,水煎服。

②煤气中毒:鲜萝卜适量,捣烂取汁,频频灌服。

③久咳痰喘:莱菔子、紫苏子各 10 g,白芥子、川贝母、甘草各 5 g,水煎服。

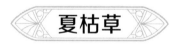

夏枯草
Xad Kub Cex

【基　　源】唇形科植物夏枯草。

【用药部位】全草。

【性　　味】性寒,味苦、辛。

【功　　效】清肝明目、散结消肿。

【用法用量】内服:10～15 g。

【用药经验】

①肝火目赤:夏枯草、杭白菊、龙胆、钩藤、决明子各 10 g,水煎服。

②肥胖症:夏枯草、车前草、绞股蓝、茶叶、山楂各 20 g,水煎服。

③腮腺炎:夏枯草、蒲公英、玄参、射干各 15 g,水煎服。

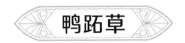

鸭跖草

Vob Ghab Linx

【基　　　源】鸭跖草科植物鸭跖草。

【用药部位】全草。

【性　　　味】性寒,味甘、淡。

【功　　　效】清热解毒、利尿消肿。

【用法用量】内服:15~50 g。

【用药经验】

①膀胱炎:鸭跖草、车前草各 50 g,天胡荽 15 g,水煎服。

②四肢浮肿:鸭跖草 20 g,赤小豆 50 g,水煎服。

③肾盂肾炎:鸭跖草、车前草、石韦、白花蛇舌草各 15 g,水煎服。

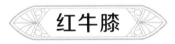

红牛膝

Hongf Niuf Qib

【基　　　源】苋科植物牛膝。

【用药部位】根。

【性　　　味】性凉,味甘、淡。

【功　　　效】清热解毒、利尿通经、消肿止痛。

【用法用量】内服:10~60 g。

【用药经验】

①女性避孕:红牛膝、忍冬藤各 15 g,水煎服。于月经净后服用,每日 1 剂,连服 3 日。

②白喉:鲜红牛膝、鲜白蜡叶各 10 g,水煎服。

③尿路结石:红牛膝、广金钱草、海金沙各 60 g,水煎服。

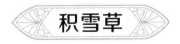

积雪草

Jid Xif Cex

【基　　　源】伞形科植物积雪草。

【用药部位】全草。

【性　　　味】性寒,味苦、辛。

【功　　效】清热利湿、散瘀止痛、解毒消肿。

【用法用量】内服:干品 15 ~ 60 g,鲜品可用至 250 g。

【用药经验】

①急性肾炎、尿潴留:积雪草、酢浆草、车前草各 15 g,水煎服。

②胆囊炎:积雪草、马蹄金各 30 g,水煎服。连服 10 剂。

③农药、毒草或毒蕈中毒:鲜积雪草 250 g,鲜折耳根 250 g,榨汁灌服。一般 30 ~ 60 min 见效。

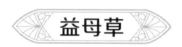

益母草

Yid Muf Cex

【基　　源】唇形科植物益母草。

【用药部位】全草、种子(茺蔚子)。

【性　　味】性微寒,味苦、辛。

【功　　效】活血调经、清肝明目。

【用法用量】内服:10 ~ 30 g。

【用药经验】

①月经不调:益母草、鸡血藤各 30 g,煎汤,加红糖调服。

②目赤肿痛:茺蔚子、菊花各 10 g,黄芩、龙胆各 6 g,水煎服。

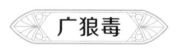

广狼毒

Gangx Langf Duf

【基　　源】天南星科植物海芋。

【用药部位】根茎。

【性　　味】性寒,味辛。有毒。

【功　　效】清热解毒、消肿散结、拔脓生肌。

【用法用量】内服:3 ~ 10 g。外用:适量。

【用药经验】

①肺痈:广狼毒、大米各等量,捣成粉,作汤服(药粉与汤液的比例为 1:2)。每次 10 ~ 15 mL,15 ~ 30 日为 1 个疗程。

②蜂蜇伤:鲜广狼毒适量,捣烂,敷患处。

③伤口化脓感染:鲜广狼毒适量,磨醋擦患处。

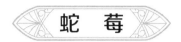

蛇　莓

Zend Liul Nangb

【基　　源】蔷薇科植物蛇莓。

【用药部位】全草。

【性　　味】性寒,味甘、苦。有小毒。

【功　　效】清热解毒、活血消肿。

【用法用量】内服:15～30 g。外用:适量。

【用药经验】

①蛇虫咬蜇伤:鲜蛇莓适量,捣烂,敷患处。

②带状疱疹:鲜蛇莓适量,捣烂取汁,加少量雄黄末调涂患处。

③甲状腺癌、肺癌、肝癌、胃癌:蛇莓、夏枯草各 30 g,黄药子 15 g,水煎服。

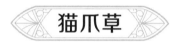

猫爪草

Mob Zaf Cex

【基　　源】毛茛科植物毛茛。

【用药部位】块根。

【性　　味】性温,味甘、辛。

【功　　效】清热解毒、散结消肿。

【用法用量】内服:10～30 g。外用:适量。

【用药经验】

①九子疡:猫爪草、千年耗子屎、独角莲各 10 g,水煎服。

②肺痈:鲜猫爪草适量,捣烂取汁,加淘米水调服。

③牙痛:鲜猫爪草适量,捣烂,敷合谷穴。觉痛时即取下。

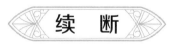

续　断

Vob Qangd Niel

【基　　源】川续断科植物川续断。

【用药部位】根。

【性　　味】性微温,味苦、辛。

【功　　效】补肾强筋、通利关节、续折伤、止崩漏、安胎。

【用法用量】内服:10～30 g。

【用药经验】

①肾虚腰痛:续断、牛膝、菟丝子、当归、桑寄生各 10 g,水煎服。

②跌打骨折:续断、花蝴蝶、泽兰各 10 g,水煎服。

③安胎:续断、当归、杜仲、白术各 10 g,水煎服。

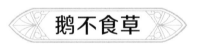

酢浆草

Zox Jangb Cex

【基　　源】酢浆草科植物酢浆草。

【用药部位】全草。

【性　　味】性凉,味酸。

【功　　效】消肿散瘀、凉血解毒、清热利湿。

【用法用量】内服:15～60 g。外用:适量。

【用药经验】

①骨折:酢浆草、水冬瓜根皮、苎麻根各适量,共捣烂,加酒糟包于患处。

②乳痈:鲜酢浆草、鲜鱼鳅串各等量,共捣烂,包于患处。

③黄疸性肝炎:酢浆草、地星宿各 30 g,水煎服。每日 1 剂,每日 3 次。

鹅不食草

Ef Buf Sif Cex

【基　　源】菊科植物鹅不食草。

【用药部位】全草。

【性　　味】性温,味辛。

【功　　效】止咳化痰、散瘀、消疳、祛风通窍。

【用法用量】外用:适量。

【用药经验】

①各种鼻炎:鹅不食草适量,研细末,加入适量麻油调成膏状,涂鼻内。

②休克:鹅不食草 30 g,猪牙皂、薄荷各 15 g,冰片 6 g,共研为末,取适量吹入鼻内。

③各种牙痛:鹅不食草适量,搓烂塞于患处。

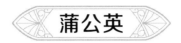

蒲公英

Vob Bangx Fangx

【基　　源】菊科植物蒲公英。

【用药部位】全草。

【性　　味】性寒,味甘、苦。

【功　　效】清热解毒、消肿散结、利尿通淋。

【用法用量】内服:15~60 g。

【用药经验】

①乳腺炎:蒲公英 30 g,金银花 15 g,水煎服。另用鲜蒲公英捣烂,加热敷患处。

②胆囊炎:蒲公英、茵陈各 30 g,郁金 10 g,水煎服。

③鼻疮:蒲公英、野菊花、金银花各 15 g,水煎服。

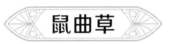

鼠曲草

Vob Jab Gheik

【基　　源】菊科植物鼠曲草。

【用药部位】全草。

【性　　味】性平,味微甘。

【功　　效】祛风除湿、健脾利湿、宣肺止咳。

【用法用量】内服:15~60 g。

【用药经验】

①脾虚浮肿:鲜鼠曲草 60 g,水煎服。

②脚膝肿痛:鲜鼠曲草 50 g,五加皮 15 g,牛膝 10 g,水煎服。每日 1 剂,连服 3 日。

③喘咳:鼠曲草 30 g,大青叶、蒲公英、鱼腥草各 15 g,水煎服。

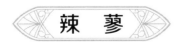

辣 蓼

Vob Liof

【基　　源】蓼科植物辣蓼。

【用药部位】全草、叶。

【性　　味】性温,味辛。

【功　　效】除湿化滞、利气止泻、杀虫止痒。

【用法用量】内服:10~50 g。外用:适量。

【用药经验】

①皮肤瘙痒:辣蓼、透骨香、千里光各 50 g,水煎熏洗患处。

②肠炎、痢疾:辣蓼、仙鹤草、黄毛耳草、车前草各 30 g,水煎服。

③跌打肿痛:辣蓼叶、韭菜叶各等量,共捣烂,加米酒调敷患处。

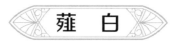

薤　白

Xix Baid

【基　　源】石蒜科植物薤。

【用药部位】鳞茎。

【性　　味】性温,味辛、苦。

【功　　效】行气导滞、理气宽胸、通阳散结、祛痰。

【用法用量】内服:15~30 g。

【用药经验】

①胸闷痹痛:薤白、栝楼各 15 g,酒、水各半煎服。

②消化不良:薤白、橘皮、谷芽各 12 g,水煎服。

③细菌性痢疾:薤白、地锦草各 20 g,水煎服。

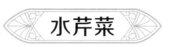

水芹菜

Vob Jex Eb

【基　　源】伞形科植物水芹。

【用药部位】全草。

【性　　味】性平、味甘。

【功　　效】清热利湿、平肝安神。

【用法用量】内服:10~30 g,单用时可用至 100 g。

【用药经验】

①虚弱浮肿:水芹菜 100 g,猪肉 100 g,同煮食。

②头晕目眩:水芹菜 100 g,水煎服。

③高血压:水芹菜、蓝布正各 30 g,水煎服。

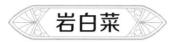

岩白菜

Vob Dlub Ghab Zat

【基　　源】虎耳草科植物岩白菜。

【用药部位】全草。

【性　　味】性平,味甘。

【功　　效】解毒止痛、清肺止咳。

【用法用量】内服:15～30 g。

【用药经验】

①支气管炎:岩白菜、岩豇豆、羊耳菊各 15 g,水煎服。

②妇女带下:岩白菜、三白草、水折耳各 30 g,水煎服。

③吐血、咯血、尿血:岩马菜、仙鹤草、反背红各 20 g,水煎服。

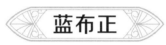

蓝布正

Laif Bud Zend

【基　　源】蔷薇科植物蓝布正。

【用药部位】全草。

【性　　味】性平,味苦、辛。

【功　　效】清热解毒、除湿消肿、降血压、止晕。

【用法用量】内服:20～30 g。

【用药经验】

①高血压:蓝布正、绞股蓝、夏枯草各 20 g,水煎服。

②体虚头晕:蓝布正、竹节人参、阳雀花根各 30 g,水煎服。

③神经衰弱:蓝布正、夜交藤、山栀茶各 30 g,酒、水各半煎服。

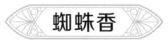

蜘蛛香

Vob Gangb Vas

【基　　源】败酱草科植物蜘蛛香。

【用药部位】根茎。

【性　　味】性温,味辛、微苦。

【功　　效】散结消肿、理气止痛。

【用法用量】内服:10～30 g。

【用药经验】

①跌打伤痛:蜘蛛香、藤萝花根各50 g,泡酒服。

②心悸:蜘蛛香、酸枣仁、桂圆肉各10 g,水煎服。

③神经衰弱:蜘蛛香、五味子各50 g,加白酒500 mL泡服。每次10 mL,每日3次。

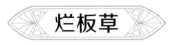

烂板草

Nangx Laix Baif

【基　　源】眼子菜科植物眼子菜。

【用药部位】全草。

【性　　味】性凉,味微苦。

【功　　效】清热解毒、利水消肿、软坚散结。

【用法用量】内服:10～30 g。外用:适量。

【用药经验】

①慢性肝炎:烂板草、六月雪、木贼、一朵云各30 g,水煎服。

②水肿:烂板草、车前草、水高粱各10 g,水煎服。

③疮痈肿毒:鲜烂板草适量,捣烂,敷患处。

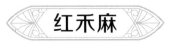

红禾麻

Sub Maf Xok

【基　　源】荨麻科植物珠芽艾麻。

【用药部位】根。

【性　　味】性温,味苦、辛。

【功　　效】祛风除湿、解毒止痛、止痒、解痉。

【用法用量】内服:20～30 g。外用:适量。

【用药经验】

①瘫痪:红禾麻、野梦花、对叉疗药、野荞麦各30 g,水煎服。

②类风湿性关节炎:红禾麻、透骨香、追风伞、排风藤各30 g,水煎服。

③皮肤瘙痒:红禾麻、透骨香各适量,水煎洗。

野油菜

Vob Yux Vud

【基　　源】十字花科植物野油菜。

【用药部位】全草。

【性　　味】性凉,味苦、辛。

【功　　效】清热解毒、消肿止痒、镇咳除湿。

【用法用量】内服:15～30 g。外用:适量。

【用药经验】

①肾炎水肿:野油菜、车前草、水高粱各 15 g,水煎服。

②漆疮:野油菜、漆姑草各适量,捣汁涂患处。

骚羊古

Sob Yangf Gux

【基　　源】伞形科植物杏叶防风。

【用药部位】全草。

【性　　味】性温,味辛、微苦。

【功　　效】解毒消肿、行气散结、止痒。

【用法用量】内服:15～30 g。外用:适量。

【用药经验】

①阳痿:骚羊古、杜仲、野梦花根各 30 g,加白酒 500 mL 泡服(根据情况加淫羊藿 30 g)。每次 50 mL。

②缩阴症:骚羊古、蓝布正各 15 g,酒、水各半煎服,分 3 次服完。连服数剂,以盖被出汗为度。

③乳痈:鲜骚羊古、鲜散血草各适量,捣烂,敷患处。

糯米团

Bod Gad Nef

【基　　源】荨麻科植物糯米团。

【用药部位】全草、根。

【性　　味】性平,味淡。

【功　　效】清热利湿、解毒消肿、续筋接骨。

【用法用量】内服:10～30 g。外用:适量。

【用药经验】

①乳腺炎:糯米团根适量,捣烂,加少许醋调匀,蒸热敷患处。

②痈疖肿毒:鲜糯米团适量,捣烂,未溃破者加红糖,已溃破者加桐油敷患处。

③骨折筋断:鲜糯米团全草适量,捣烂,加酒糟敷患处。

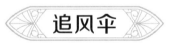

见肿消

Vob Liol Vangd

【基　　源】商陆科植物商陆。

【用药部位】根。

【性　　味】性寒,味苦。有毒。

【功　　效】利水消肿、解毒散结、补虚止汗。

【用法用量】内服:10～15 g。

【用药经验】

①乳腺增生:见肿消、橘核、皂角子各 10 g,水煎服。

②肾炎水肿:见肿消、薏苡根、海金沙各 10 g,水煎服。

③自汗、盗汗:鲜见肿消、鲜夜寒苏各 15 g,水煎服。

追风伞

Zeib Fenb Saix

【基　　源】报春花科植物狭叶落地梅。

【用药部位】全草。

【性　　味】性温,味苦、辛。

【功　　效】祛风除湿、活血散瘀。

【用法用量】内服:10～30 g。外用:适量。

【用药经验】

①脚转筋:追风伞、海金沙、舒筋草各 30 g,水煎服。

②风湿、瘫痪:追风伞、红禾麻、大风藤、排风藤、南蛇藤各 30 g,泡酒服。

③跌打骨折:追风伞、九节茶、花蝴蝶、接骨草各适量,捣烂,敷患处。

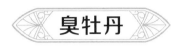

臭牡丹
Vob Hangt Ghad

【基　　源】马鞭草科植物臭牡丹。

【用药部位】根、花、茎及叶(臭牡丹)。

【性　　味】性平,味苦、辛。

【功　　效】祛风除湿、补虚固脱、解毒散瘀。

【用法用量】内服:15～50 g。

【用药经验】

①风湿性关节炎:臭牡丹、排风藤、鬼针草各 15 g,水煎服。

②虚弱:臭牡丹根、阳雀花根、藤萝花根各 20 g,水煎服。

③疝气:臭牡丹花、八月瓜根、茴香根各 20 g,水煎服。

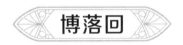

博落回
Diongx Vob Liangl Ghel

【基　　源】罂粟科植物博落回。

【用药部位】全草。

【性　　味】性寒,味苦。有大毒。

【功　　效】散瘀消肿、解毒杀虫、消炎止痛。

【用法用量】外用:适量。

【用药经验】

①顽癣:博落回、构树叶、雄黄适量,研末,醋调敷患处。

②下肢溃疡:博落回、水黄连、野荞麦叶适量,研末,麻油调擦患处。

③滴虫性阴道炎:博落回适量,水煎洗。

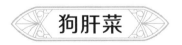

狗肝菜
Gux Gaib Caid

【基　　源】爵床科植物狗肝菜。

【用药部位】全草。

【性　　味】性凉,味辛、微苦。

【功　　效】清热利尿、凉血解毒、生津。

【用法用量】内服:干品 10 ~ 30 g,鲜品可用至 100 g。

【用药经验】

①尿路感染:狗肝菜、一点红、车前草各 30 g,水煎服。

②血尿、乳糜尿:鲜狗肝菜、鲜马齿苋各 100 g,加食盐适量,水煎服。

③妇女痛经:狗肝菜、益母草各 30 g,水煎服。

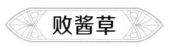

大鹅儿肠

Vob Ghad Nes Hlieb

【基　　源】石竹科植物球序卷耳。

【用药部位】根。

【性　　味】性温,味甘。

【功　　效】祛风除湿、定惊解痉、消积调经。

【用法用量】内服:10 ~ 30 g。

【用药经验】

①小儿惊风:大鹅儿肠、十万错、瓜子金各 10 g,水煎服。

②心悸:大鹅儿肠、小贯众各 15 g,水煎服。

③月经不调:大鹅儿肠、花蝴蝶、徐长卿、活血丹、小血藤各 20 g,水煎服。

败酱草

Nangx Baid Jangb

【基　　源】败酱草科植物败酱。

【用药部位】全草。

【性　　味】性微寒,味苦、辛。

【功　　效】清热解毒、活血消肿。

【用法用量】内服:干品 25 ~ 50 g,鲜品 100 ~ 200 g。

【用药经验】

①肝炎转氨酶高:败酱草 50 g,茵陈、白背叶根、女贞子各 30 g,水煎服。

②淋巴管炎:鲜败酱草 150 g,水煎服,分 2 次服完。

③细菌性痢疾:败酱草、仙鹤草、朱砂莲各 15 g,水煎服。

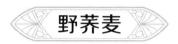

野荞麦

Yix Qof Maid

【基　　源】蓼科植物野荞麦。

【用药部位】根、茎叶。

【性　　味】性寒,味酸、苦、涩。

【功　　效】清热解毒、收敛止汗、下气消积。

【用法用量】内服:6 ~ 12 g。外用:适量。

【用药经验】

①胃溃疡:野荞麦根、五倍子、鸡屎藤各 10 g,水煎服。

②深部脓疡:野荞麦叶适量,捣烂,敷患处。

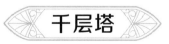

野棉花

Mais Hsenb Vud

【基　　源】毛茛科植物野棉花。

【用药部位】根、叶、全草。

【性　　味】性温,味苦、辛。有毒。

【功　　效】解毒消肿、消炎散瘀。

【用法用量】内服:5 ~ 8 g。外用:适量。

【用药经验】

①目翳:野棉花叶适量,捣烂,取塞患眼对侧鼻孔。

②脚转筋:野棉花 15 g,猪脚半只,水炖吃肉喝汤。

③疟疾:野棉花根 15 g,甜酒适量,水煎服。另取鲜野棉花捣烂,敷寸口。

千层塔

Qib Cenf Tax

【基　　源】石杉科植物蛇足石杉。

【用药部位】全草。

【性　　味】性平,味苦、辛。有小毒。

【功　　效】解毒消肿、活血化瘀。

【用法用量】内服:5～15 g。外用:适量。

【用药经验】

①痔疮出血:千层塔、仙鹤草、水黄连各 10 g,水煎服。

②水火烫伤:千层塔、虎杖各适量,加 95% 酒精浸泡,取之擦患处。

③关节肿痛:千层塔、大风藤、排风藤、牛膝各 15 g,酒、水各半煎服。

断肠草

Daid Cangf Cex

【基　　源】罂粟科植物紫堇。

【用药部位】全草。

【性　　味】性凉,味苦、涩。有大毒。

【功　　效】清热解毒、杀虫止痒。

【用法用量】内服:10～20 g。外用:适量。

【用药经验】

①痈疮肿毒:断肠草、黄瓜香各适量,捣烂,敷患处。

②肺痨咯血:断肠草、白及、土大黄各 10 g,水煎服。

③头癣:断肠草适量,泡醋擦患处。

血水草

Xif Seix Cex

【基　　源】罂粟科植物血水草。

【用药部位】根或全草。

【性　　味】性寒,味苦。有小毒。

【功　　效】清热解毒、活血散瘀、止咳化痰。

【用法用量】外用:适量。

【用药经验】

①蛇虫咬蜇伤:鲜血水草适量,捣烂,敷患处。

②骨折:血水草、楤根皮各适量,捣烂,敷患处。

③脑瘤:血水草、姜黄各适量,捣烂,加冰片少许调敷患处。

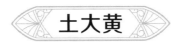

土大黄

Vob Haib Hxub

【基　　源】蓼科植物土大黄。

【用药部位】根。

【性　　味】性寒,味苦、涩。

【功　　效】清热解毒、泻下通便、凉血止血。

【用法用量】内服:10～15 g,单用加倍。外用:适量。

【用药经验】

①顽癣:土大黄根适量,枯矾少量,研末,加醋调匀涂患处。

②便秘:土大黄、泽泻、蓖麻子各 10 g,水煎服。

③吐血、咯血、便血、衄血:土大黄根 30 g,水煎服。

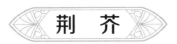

荆　芥

Jab Zangd Dit

【基　　源】唇形科植物荆芥。

【用药部位】地上部分。

【性　　味】性温,味辛。

【功　　效】祛风解表、止痛止血。

【用法用量】内服:5～20 g。外用:适量。

【用药经验】

①风寒头痛:荆芥、防风各 20 g,藁本 10 g,黄芩、甘草各 5 g,水煎服。

②皮肤瘙痒:荆芥、苦参各适量,水煎洗。

③口眼㖞斜:荆芥穗 6 g,研末,酒送服。

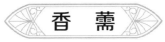

香　薷

Jab Gangb Ned

【基　　源】唇形科植物香薷。

【用药部位】全草。

【性　　味】性温,味辛。

【功　　效】行水消肿、化湿调中、发汗解暑。

【用法用量】内服:5～15 g。外用:适量。

【用药经验】

①阴部湿痒:香薷、苍耳草、千里光各适量,水煎洗。

②夏天发痧身痛:香薷、藿香各 10 g,生姜 3 片,水煎服。

③中暑呃逆:香薷、藿香、佩兰各 10 g,开水泡服。

薄　荷

Vob Liol Nail

【基　　源】唇形科植物薄荷。

【用药部位】地上部分。

【性　　味】性凉,味辛。

【功　　效】疏风散热、透疹止痒、利咽喉。

【用法用量】内服:5～10 g。外用:适量。

【用药经验】

①皮肤瘙痒:薄荷、千里光、野菊花各适量,水煎洗。

②感冒发热:薄荷、荆芥各 5 g,金银花、连翘各 10 g,水煎服。

③耳痛:鲜薄荷叶适量,捣烂取汁,滴 3～5 滴入耳内。

野菊花

Bangx Vob Hvid

【基　　源】菊科植物野菊。

【用药部位】花。

【性　　味】性寒,味甘、辛、苦。

【功　　效】解毒消肿、疏风散热、清肝明目、降血压。

【用法用量】内服:5～30 g。

【用药经验】

①目赤肿痛:野菊花、决明子各 15 g,蝉蜕 5 g,水煎服。

②结膜炎:野菊花、紫花地丁各 15 g,甘草 3 g,水煎服。

③高血压、高脂血症:野菊花、金银花、山楂各 30 g,水煎服。

地锦草

Nangx Did Jenx

【基　　源】大戟科植物地锦。

【用药部位】全草。

【性　　味】性平,味苦、辛。

【功　　效】清热解毒、利湿、凉血止血、消积。

【用法用量】内服:15～30 g。

【用药经验】

①肠炎、痢疾:地锦草、马齿苋各 20 g,水煎服。

②便血、吐血、血崩:地锦草 30 g,水煎服。

③疳积:地锦草、鸡眼草、仙鹤草各 15 g,水煎服。

独　活

Duf Hof

【基　　源】伞形科植物重齿毛当归。

【用药部位】根。

【性　　味】性微温,味辛、苦。

【功　　效】解表散寒、祛风除湿、止痛。

【用法用量】内服:10～20 g。

【用药经验】

①感冒头重痛:独活、羌活各 10 g,鹅不食草、白芷各 6 g,水煎服。

②风湿腰腿痛:独活、秦艽、桑寄生、杜仲、大血藤、防风各 10 g,水煎服。

③中风瘫痪:独活、当归、黄芪、党参、排风藤、枫荷梨各 20 g,水煎服。

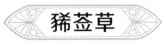

豨莶草

Vob Bix Hnaib

【基　　源】菊科植物豨莶。

【用药部位】地上部分。

【性　　味】性寒,味苦、辛。

【功　　效】清热解毒、祛风除湿、平肝潜阳。

【用法用量】内服:15～30 g。外用:适量。

【用药经验】

①高血压:豨莶草、地骨皮各 20 g,水煎服。

②中风后遗症:豨莶草 15 g,五加皮、防风各 10 g,红花 5 g,水煎服。

③蛇虫咬蜇伤:豨莶草适量,捣烂,敷患处。

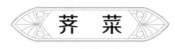

荠　菜

Vob Naf

【基　　源】十字花科植物荠。

【用药部位】全草。

【性　　味】性凉,味甘。

【功　　效】清热利尿、降血压、明目、凉血止血。

【用法用量】内服:15～30 g。

【用药经验】

①痢疾、腹泻:荠菜、马齿苋各 30 g,水煎服。

②肾炎水肿:荠菜、扁蓄、玉米须各 30 g,水煎服。

③高血压:荠菜、夏枯草各 30 g,水煎服。

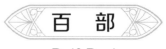

百　部

Baif Bud

【基　　源】百部科植物对叶百部。

【用药部位】根。

【性　　味】性微温,味甘、苦。

【功　　效】润肺止咳、杀虫止痒。

【用法用量】内服:5～15 g。外用:适量。

【用药经验】

①肺痈:百部、白及、黄精、玉竹各 10 g,水煎服。

②阴虱:百部 100 g,捣碎,浸泡于 500 mL 醋内或酒内,取液擦患处。

③牛皮癣:百部、白鲜皮、芙蓉根皮、紫荆皮各 50 g,斑蝥 10 g,泡酒 500 mL,取液

擦患处。

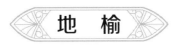

地　榆

Did Wid

【基　　源】蔷薇科植物地榆。

【用药部位】根。

【性　　味】性微寒,味苦、酸。

【功　　效】解毒敛疮、凉血止血。

【用法用量】内服:10~50 g。外用:适量。

【用药经验】

①烧烫伤:地榆 50 g,黄连 20 g,冰片 5 g,共研为末,香油调敷患处。

②胃溃疡出血:地榆、乌贼骨各 15 g,木香 8 g,水煎服。

③崩漏:地榆、仙鹤草、棕榈炭各 15 g,水煎服。

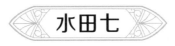

水田七

Vob Jut Eb

【基　　源】蒟蒻薯科植物裂果薯。

【用药部位】根茎。

【性　　味】性寒,味苦。有小毒。

【功　　效】理气止痛、收敛生新。

【用法用量】内服:12~25 g。外用:适量。

【用药经验】

①无名肿毒:鲜水田七、鲜犁头草、鲜鹅不食草各适量,加盐捣烂,敷患处。

②胃及十二指肠溃疡:水田七、野荞麦、见血飞根皮各等量,共研为末,水送服,每次 2 g。

③消化道出血:水田七、白及各 12 g,共研为末,水送服。每次 2 g,每日 3 次。

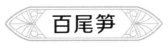

百尾笋

Vob Nix Zat

【基　　源】百合科植物宝铎草或长蕊万寿竹。

【用药部位】根。

【性　　味】性平,味甘、淡。

【功　　效】润肺化痰、活血益气。

【用法用量】内服:20～30 g。

【用药经验】

①肺虚喘咳:百尾笋、岩白菜、麦冬、白百合各 30 g,水煎服。

②病后体虚:百尾笋、土党参、当归各 30 g,炖肉服。

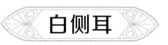

羊耳菊

Vob Gad Hxud

【基　　源】菊科植物羊耳菊。

【用药部位】根、叶。

【性　　味】性温,味辛、微苦。

【功　　效】散寒解表、祛风止痛。

【用法用量】内服:25～50 g。

【用药经验】

①感冒发烧:羊耳菊、毛冬青各 30 g,水煎服。

②月经不调:羊耳菊根、益母草、月季花各 10 g,鸡血藤 20 g,水煎服。

③慢性肝炎:羊耳菊、溪黄草、地耳草各 30 g,水煎服。

白侧耳

Vob Diuk Qub

【基　　源】虎耳草科植物突隔梅花草。

【用药部位】全草。

【性　　味】性凉,味苦、辛。

【功　　效】解毒除湿、润肺止咳。

【用法用量】内服:15～30 g。

【用药经验】

①肺痈:白侧耳、红马蹄、十大功劳各 30 g,水煎服。

②气管炎:白侧耳、岩豇豆、岩白菜、矮地茶各 20 g,水煎服。

③九子疡:白侧耳、一窝蛆、虾脊兰、夏枯草各 30 g 水煎服。

姨妈菜

Vob Bud

【基　　源】菊科植物白苞蒿。

【用药部位】全草。

【性　　味】性温,味甘、辛。

【功　　效】活血散瘀、补虚止咳。

【用法用量】内服:10～30 g,大量剂可用至 100 g。外用:适量。

【用药经验】

①妇女干血痨:姨妈菜 100 g,小母鸡 1 只,水煎服。

②感冒头痛:姨妈菜、蓝布正各 30 g,水煎服。

③疔疮:鲜姨妈菜适量,捣烂,敷患处。

水慈姑

Vob Kod Xil

【基　　源】泽泻科植物长叶泽泻。

【用药部位】全草。

【性　　味】性微寒,味甘、苦、辛。

【功　　效】活血通淋、解毒散结。

【用法用量】内服:10～20 g。

【用药经验】

①石淋、血淋:水慈姑、木贼、酢浆草、石韦各 20 g,水煎服

②睾丸炎:水慈姑、一点红、茗叶细辛各 10 g,水煎服。

③水肿:水慈姑、水高粱、茯苓皮各 15 g,水煎服。

天青地白

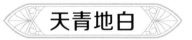

Vob Jab Gheik Mongl

【基　　源】菊科植物细叶鼠曲草。

【用药部位】全草。

【性　　味】性凉,味甘、淡。

【功　　效】解毒利湿、祛风解表。

【用法用量】内服:10～20 g。外用:适量。

【用药经验】

①尿路结石:天青地白、苎麻根、瓜子金各 20 g,水煎服。

②风热感冒:天青地白、香薷、薄荷、一枝黄花各 15 g,水煎服。

③创伤溃疡:天青地白适量,研末,菜油调涂患处。

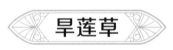

狗牙瓣
Vob Mid Dlad

【基　　源】景天科植物垂盆草。

【用药部位】全草。

【性　　味】性凉,味酸、涩。

【功　　效】清热解毒、散瘀凉血。

【用法用量】内服:15～50 g。

【用药经验】

①虚弱:狗牙瓣、毛药、白当归各 15 g,猪肉适量,水煎服。

②产后乳少:狗牙瓣 30 g、盘龙参 20 g、阳雀花根 20 g,水煎服。

旱莲草
Vob Gad Mal

【基　　源】菊科植物鳢肠。

【用药部位】全草。

【性　　味】性凉,味甘、酸。

【功　　效】补益肝肾、凉血止血。

【用法用量】内服:10～30 g。外用:适量。

【用药经验】

①肝肾两虚:旱莲草、枸杞子、桑椹、女贞子、制首乌各 15 g,水煎服。

②吐血、咯血、衄血、尿血、痔血:旱莲草、仙鹤草、白茅根各 30 g,水煎服。

③稻田性皮炎:旱莲草适量,捣烂取汁,加明矾适量,待明矾溶化后取之涂患处。

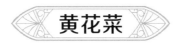

黄花菜

Vob Bangx Fangx

【基　　源】百合科植物萱草。

【用药部位】根、花蕾。

【性　　味】性凉,味甘。有毒。

【功　　效】清热利湿、解毒凉血。

【用法用量】内服:10～20 g。

【用药经验】

①小便不利:黄花菜根、车前草、白茅根各20 g,水煎服。

②经期腹痛:黄花菜根、元宝草、小血藤各20 g,水煎服。

③乳汁不足:黄花菜花、南瓜根、土党参各20 g,水煎服。

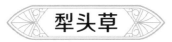

青　蒿

Vob Niux Kab

【基　　源】菊科植物黄花蒿。

【用药部位】全草。

【性　　味】性寒,味苦、辛。

【功　　效】清热解毒、凉血、退虚热。

【用法用量】内服:6～12 g,大剂量可用至50 g。外用:适量。

【用药经验】

①漆疮:鲜青蒿适量,加热蘸植物油反复揉擦患处。

②防治中暑:青蒿50 g,薄荷10 g,水煎服。

③虚劳、盗汗:青蒿、地骨皮、知母各10 g,水煎服。

犁头草

Nangx Lif Tuf

【基　　源】堇菜科植物心叶堇菜。

【用药部位】全草。

【性　　味】性凉,味甘、微苦。

【功　　效】清热祛湿、解毒凉血。

【用法用量】外用:适量。

【用药经验】

①乳腺炎:鲜犁头草、鲜半边莲、甜酒糟各适量,捣烂,敷患处,留乳头。

②蜈蚣咬伤:鲜犁头草适量,捣烂取汁,涂患处。

③扭伤:鲜犁头草、鲜积雪草、鲜火炭母各适量,捣烂,敷患处。

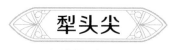

犁头尖

Lif Tuf Jib

【基　　源】天南星科植物犁头尖。

【用药部位】块茎。

【性　　味】性温,味辛。有毒。

【功　　效】解毒消肿、散结止痛、止血。

【用法用量】外用:适量。

【用药经验】

①毒蛇咬伤:犁头尖、独角莲、半边莲、苦楝子根皮各 30 g,泡酒擦。

②颈、面癣:犁头尖磨醋擦患处。

③血管瘤、脂肪瘤:犁头尖适量,加醋捣烂,敷患处。

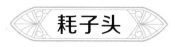

耗子头

Jab Hfud Nangl

【基　　源】毛茛科植物北乌头。

【用药部位】根。

【性　　味】性大热,味辛。有毒。

【功　　效】温中祛寒、除湿止痛。

【用法用量】外用:适量。

【用药经验】

①类风湿性关节炎:耗子头、万年炮、八角枫、木芙蓉、红禾麻各适量,泡酒擦患处。

②腱鞘炎:鲜耗子头适量,捣烂,敷患处。

③表面麻醉:耗子头、万年炮、红禾麻、血水草、天南星、半夏、博落回各适量,泡酒擦。

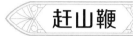

赶山鞭

Jab Bus Vongl

【基　　源】藤黄科植物赶山鞭。

【用药部位】根。

【性　　味】性微寒,味甘、辛。

【功　　效】祛风除湿、活血通淋。

【用法用量】内服:10～30 g。

【用药经验】

①风湿痹痛:赶山鞭、大风藤、七叶莲、追风伞各 15 g,酒、水各半煎服。

②骨质增生:赶山鞭、野梦花、金钩藤、山栀茶、山冬青各 30 g,泡酒服。

③劳伤腰痛:赶山鞭、大血藤、五加皮、岩马桑各 30 g,泡酒服。

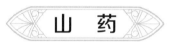

山　药

Nax Vit

【基　　源】薯蓣科植物薯蓣。

【用药部位】根、珠芽(零余子)。

【性　　味】性平,味甘。

【功　　效】补脾养胃、生津益肺、补肾涩精。

【用法用量】内服:15～30 g。

【用药经验】

①脾虚腹泻:山药、黄精、炒扁豆、薏苡仁、车前子各 30 g,水煎服。

②病后耳聋:零余子 30 g,猪耳朵 1 只,加水炖烂,捏鼻吞服。

③糖尿病:山药、黄精、椶根皮各 30 g,水煎服。

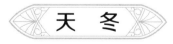

天　冬

Jab Bad Tiab

【基　　源】百合科植物天冬。

【用药部位】块根。

【性　　味】性寒,味甘、苦。

【功　　效】滋阴润燥、清肺生津。

【用法用量】内服:10～15 g,单用加倍。

【用药经验】

①肺胃燥热:天冬、麦冬、沙参、地黄各 10 g,水煎服。

②支气管炎:天冬、麦冬、贝母各 10 g,水煎服。

③乳腺纤维瘤:天冬 30 g,水煎服。每日 1 剂,分 3 次服完,15 日为 1 个疗程。

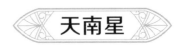

天南星

Jab Nangb Vud

【基　　源】天南星科植物天南星。

【用药部位】块茎。

【性　　味】性温,味苦、辛。有毒。

【功　　效】燥湿化痰、散结消肿、祛风止痉。

【用法用量】内服:3～10 g。外用:适量。

【用药经验】

①咳嗽痰稠:制天南星、制半夏各 5 g,桔梗、陈皮、桑白皮各 10 g,水煎服。

②神经性皮炎:天南星适量,研粉,加煤油调成糊状涂患处,每日 2 次。

③癫痫:制天南星、全蝎各 5 g,水煎服。

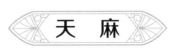

天　麻

Jab Bangf Ved

【基　　源】兰科植物天麻。

【用药部位】块茎。

【性　　味】性平,味甘。

【功　　效】息风止痉、平肝止痛、降血压。

【用法用量】内服:10～30 g。

【用药经验】

①风湿痹痛:天麻、桑寄生、对叉疗药、独活、羌活各 30 g,泡酒 150 mL,每次 30 mL。

②脱发:天麻、熟地、制首乌、黄芪、当归各 10 g,水煎服。

③高血压:天麻、钩藤、桑寄生、杜仲、野菊花各 10 g,水煎服。

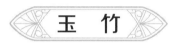

千年耗子屎
Jab Ghad Nangl

【基　　源】毛茛科植物无距耧斗菜。

【用药部位】根。

【性　　味】性寒,味甘、苦。

【功　　效】清热解毒、散结化痰。

【用法用量】内服:10～30 g。

【用药经验】

①乳腺癌:千年耗子屎、皂角刺、八仙草、蒲公英各 20 g,水煎服。

②肾结核:千年耗子屎、大蓟根、金樱子根各 20 g,水煎服。

③哮喘:千年耗子屎、麻黄、栀子、栝楼、厚朴各 10 g,水煎服。

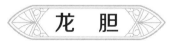

玉　竹
Jab Nangb

【基　　源】百合科植物玉竹。

【用药部位】根茎。

【性　　味】性微寒,味甘。

【功　　效】生津止渴、养阴润燥。

【用法用量】内服:10～30 g。

【用药经验】

①阴虚肺热:玉竹、麦冬、天花粉、沙参、桑叶各 10 g,水煎服。

②虚弱:玉竹、白术、党参各 15 g,水煎服。

③阴虚口渴:玉竹、麦冬、沙参各 15 g,甘草 10 g,水煎服。

龙　胆
Jab Longf Daix

【基　　源】龙胆科植物龙胆。

【用药部位】根。

【性　　味】性寒,味苦。

【功　　效】泻肝胆火、清热燥湿。

【用法用量】内服:5～15 g。外用:适量。

【用药经验】

①肝火旺:龙胆、黄柏、黄栀子、黄芩、十大功劳各 10 g,水煎服。

②脓疱病:龙胆、黄芩、黄柏、苦参、野荞麦根各适量,共研为末,油调敷患处。

③胆囊炎:龙胆、茵陈、排风藤各 10 g,水煎服。

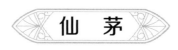

仙　茅

Jab Hsod Yut

【基　　源】石蒜科植物仙茅。

【用药部位】根。

【性　　味】性热,味辛。有毒。

【功　　效】祛寒湿、补肾阳、强筋骨。

【用法用量】内服:5～10 g。

【用药经验】

①风湿冷痛:仙茅、桂枝、威灵仙各 10 g,岩马桑、五加皮各 15 g,水煎服。

②肾虚阳痿:仙茅、韭菜子、枸杞子、五味子、菟丝子各 10 g,水煎服。

③肾虚腰痛:仙茅 10 g,金樱子、五加皮、花蝴蝶、山栀茶各 15 g,水煎服。

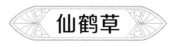

仙鹤草

Jab Ghab Jil Gheib

【基　　源】蔷薇科植物龙芽草。

【用药部位】全草。

【性　　味】性平,味苦、涩。

【功　　效】收敛止血、解毒止痢。

【用法用量】内服:15～60 g。

【用药经验】

①各种出血:仙鹤草、大蓟、白茅根、侧柏叶、棕榈炭各 20 g,水煎服。

②痔疮:仙鹤草、苍耳草、升麻、水黄连各 20 g,水煎服。

③痢疾:仙鹤草、辣蓼根、朝天罐各 20 g,水煎服。

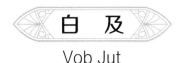

白　及

Vob Jut

【基　　源】兰科植物白及。

【用药部位】块茎。

【性　　味】性微寒,味甘、苦、涩。

【功　　效】收敛止血、消肿生肌。

【用法用量】内服:15～60 g,或入丸散。

【用药经验】

①肺结核咯血:白及、仙鹤草、虎杖各 30 g,水煎服。

②硅肺:白及、铁包金、云雾草各 15 g,水煎服。

③胃及十二指肠溃疡:白及、五倍子、牡蛎各适量,共研为末,每次 3～6 g,水送服。

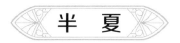

半　夏

Kod Las

【基　　源】天南星科植物半夏。

【用药部位】块茎。

【性　　味】性温,味辛。有毒。

【功　　效】消痞散结、燥湿化痰、降逆止呕。

【用法用量】内服:6～10 g。

【用药经验】

①痈疔:生半夏、樟脑各 10 g,捣烂,敷患处。每日 1 换。

②痰湿咳嗽:制半夏、陈皮、黄荆子各 10 g,生姜 5 g,水煎服。

③恶心呕吐:姜半夏、藿香、竹茹各 10 g,生姜 5 g,水煎服。

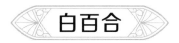

白百合

Bod Dliud Gheib

【基　　源】百合科植物百合。

【用药部位】鳞茎。

【性　　味】性寒,味甘。

【功　　效】清心安神、养阴润肺。

【用法用量】内服:10～60 g。

【用药经验】

①心烦失眠:白百合、酸枣仁各20 g,远志10 g,水煎服。

②热病心烦:白百合、知母各15 g,水煎服。

③咳嗽吐血:白百合、白及、知母、生地、黄芩各10 g,水煎服。

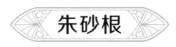

朱砂根

Jab Bib Lil Jib

【基　　源】紫金牛科植物朱砂根。

【用药部位】根。

【性　　味】性平,味苦、辛、涩。

【功　　效】活血散瘀、消肿止痛、祛风除湿。

【用法用量】内服:10～30 g。

【用药经验】

①跌打损伤:朱砂根、黑老虎根、岩马桑各30 g,泡酒服。每次50 mL,每日3次,饭后服。

②咽喉炎:朱砂根30 g,水煎含咽。

③腰背痛:朱砂根、大血藤、杜仲、穿破石、厚朴各10 g,水煎服。

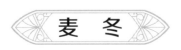

麦　冬

Jab Ngol Hvuk

【基　　源】百合科植物麦冬。

【用药部位】块根。

【性　　味】性微寒,味甘、微苦。

【功　　效】养阴生津、清心润肺、止咳。

【用法用量】内服:10～30 g。

【用药经验】

①消渴(上消):麦冬、天花粉、知母、葛根、玉竹各20 g,水煎服。

②肺痿潮热:麦冬、阳雀花根、地骨皮各20 g,水煎服。

③肺燥咳嗽:麦冬、桑叶、枇杷叶、杏仁、玄参各10 g,水煎服。

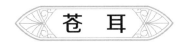

苍 耳

Jab Gangb Daid Ninx

【基　　源】菊科植物苍耳。

【用药部位】全草(苍耳草)、果实(苍耳子)。

【性　　味】苍耳草:性寒,味苦、辛;有小毒。苍耳子:性温,味苦、辛;有毒。

【功　　效】祛风除湿、解毒杀虫、通鼻窍。

【用法用量】内服:苍耳草 6～60 g,苍耳子 3～10 g。

【用药经验】

①淋病:苍耳草、土茯苓各 30 g,苦参 15 g,水煎服。

②风湿关节痛:苍耳草、排风藤、铁包金各 30 g,水煎服。

③鼻炎:苍耳子 10 g,白芷、川芎、薄荷各 5 g,水煎服。

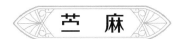

苎 麻

Vob Ghab Nax Nos

【基　　源】荨麻科植物苎麻。

【用药部位】根。

【性　　味】性寒,味甘、苦。

【功　　效】清热解毒、利尿消肿、安胎。

【用法用量】内服:15～30 g。外用:适量。

【用药经验】

①疔肿:鲜苎麻根(去皮)适量,捣烂,敷患处,留口排脓。

②木刺、玻璃入肉:鲜苎麻根、鲜马齿苋、鲜犁头草各适量,捣烂,敷患处。

③胎动不安:苎麻根、艾叶、党参、旱莲草、胖血藤各 30 g,水煎服。

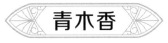

青木香

Jab Ghab Jangx Hob

【基　　源】马兜铃科植物马兜铃。

【用药部位】根。

【性　　味】性寒,味苦、辛。有毒。

【功　　效】解毒消肿、平肝止痛。

【用法用量】内服:3~10 g,或入丸剂。

【用药经验】

①发痧腹痛:青木香、樟树皮各 10 g,水煎加适量酒调服。

②慢性胃炎:青木香、蛇莲、野荞麦根各适量,共研为末,每次 3 g,水送服。

③蛇虫咬蜇伤:青木香适量,研末,每次 3 g,水送服。

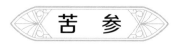

苦　参

Jab Gongx Saib

【基　　源】豆科植物苦参。

【用药部位】根。

【性　　味】性寒,味苦。

【功　　效】清热燥湿、杀虫止痒、利尿。

【用法用量】内服:5~10 g。外用:适量。

【用药经验】

①湿疮、疥癣:苦参、白鲜皮、荆芥、防风、金银花各 10 g,水煎服。

②白癜风:苦参、蛇床子、硫黄、雄黄、密陀僧、轻粉、白术各适量,共研为末,醋调擦患处。每日 2 次。

③滴虫性阴道炎:苦参、蛇床子、苍耳子各 30 g,黄柏、龙胆草各 20 g,枯矾 10 g,浓煎坐浴,并洗外阴。

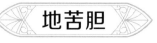

地苦胆

Bod Jex Sangx

【基　　源】防己科植物青牛胆。

【用药部位】块根。

【性　　味】性寒,味苦。

【功　　效】清热解毒、利咽止痛。

【用法用量】内服:2~10 g。外用:适量。

【用药经验】

①恶疮:地苦胆、野木瓜、三叶青藤根各适量,加糖少许捣烂,敷患处。

②喉痛:地苦胆、朱砂根、瓜子金各 10 g,水煎服。

③胃肠炎:地苦胆适量,研末,水送服。每次 2 g,每日 3 次。

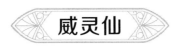

威灵仙

Hxit Nis Xed

【基　　源】毛茛科植物威灵仙。

【用药部位】根茎。

【性　　味】性温,味辛、咸。

【功　　效】散瘀消肿、祛风除湿、通络止痛。

【用法用量】内服:10～30 g。外用:适量。

【用药经验】

①风湿痹痛:威灵仙、桂枝、榕须、防风、独活各 10 g,水煎服。

②诸骨鲠喉:威灵仙、砂仁各 30 g,水煎服。

③小儿龟头炎:威灵仙 30 g,水煎去渣,用棉签或鸡毛蘸取药液擦患处。每日数次。

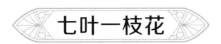

七叶一枝花

Jab Gib Liod

【基　　源】百合科植物七叶一枝花、华重楼。

【用药部位】根茎。

【性　　味】性微寒,味苦。有小毒。

【功　　效】清热解毒、消肿止痛、凉肝定惊。

【用法用量】内服:3～15 g,或入散剂。

【用药经验】

①毒蛇咬伤:七叶一枝花、半边莲、一点红各 15 g,水煎服。

②胃病:七叶一枝花、水田七、青木香、五倍子各适量,共研为末,每次 2 g,水送服。

③瘰疬:七叶一枝花、千年耗子屎、夏枯草各 10 g,水煎服。

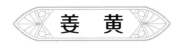

姜　黄

Vob Had

【基　　源】姜科植物姜黄。

【用药部位】根茎。

【性　　味】性温,味苦、辛。

【功　　效】行气化瘀、利胆退黄、清心解郁。

【用法用量】内服:10～30 g。

【用药经验】

①血积腹痛:姜黄、延胡索、地黄、当归各 15 g,水煎服。

②黄疸:郁金、栀子、枳壳、茵陈各 15 g,水煎服。

③宫寒:姜黄、莪术、当归、白芍、牡丹皮、红花、桂皮、延胡索、川芎各 10 g,水煎服。

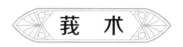

莪　术

Kad Diul Rox

【基　　源】姜科植物莪术。

【用药部位】根茎。

【性　　味】性温,味苦、辛。

【功　　效】行气破血、消积止痛。

【用法用量】内服:3～15 g,或入丸散。

【用药经验】

①冠心病:莪术、川芎、丹参、延胡索、赤芍各 15 g,水煎服。

②胆石症:莪术、火硝各 60 g,滑石粉 200 g,白矾 20 g,共研为末,水送服。每次 2 g,每日 2 次。

③癫痫:莪术 50 g,白矾 10 g,共研为末,水送服。每次 3 g,每日 2 次。

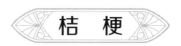

桔　梗

Ngik Gheib Ghob Bad

【基　　源】桔梗科植物桔梗。

【用药部位】根。

【性　　味】性平,味苦、辛。

【功　　效】宣肺、祛痰、利咽、排脓、散寒。

【用法用量】内服:10～15 g。

【用药经验】

①咽喉肿痛:桔梗、百两金各 10 g,甘草 6 g,水煎服。

②肺痨咳嗽:桔梗、知母、百部、黄芩、沙参、紫菀各 10 g,水煎服。

③肺脓疡:桔梗、山豆根、一朵云各 15 g,水煎服。

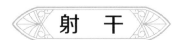

射　干

Vob Dak Dlangd Bad

【基　　源】鸢尾科植物射干。

【用药部位】根茎。

【性　　味】性寒,味苦。

【功　　效】清热解毒、利咽散结、祛痰。

【用法用量】内服:10 ~ 25 g,或入散剂。外用:适量。

【用药经验】

①九子疡:射干、千年耗子屎、夏枯草各适量,共研为末,每次 10 g,饭后水送服。

②肝性脑病:射干、虎杖各 15 g,水煎去渣,加猪胆 3 个、酒酿 120 g 混匀,灌服。每日 1 剂,分 4 次服完。

③腮腺炎:射干 30 g,水煎服。另取鲜射干叶,捣烂,敷患处。

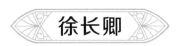

徐长卿

Jab Ghab Nex Gix

【基　　源】萝藦科植物徐长卿。

【用药部位】全草。

【性　　味】性温,味辛。

【功　　效】祛风除湿、活血解毒、止痛止痒。

【用法用量】内服:6 ~ 15 g。

【用药经验】

①风湿性关节炎:徐长卿、排风藤、牛膝各 15 g,泡酒服。每次 50 mL,每日 3 次,饭后服。

②毒蛇咬伤:徐长卿、八角莲、吴茱萸各 5 g,共研为末,酒调自上而下擦伤口周围。如有红肿则用淘米水调擦。

③各种皮炎:徐长卿、杠板归、无娘藤各 15 g,水煎服。

广寄生

Jab Yangt

【基　　源】桑寄生科植物广寄生。

【用药部位】带叶茎枝。

【性　　味】性平,味苦、甘。

【功　　效】祛风湿、补肝肾、强筋骨、降血压、安胎。

【用法用量】内服:10～15 g。

【用药经验】

①风湿痹痛:广寄生、独活、秦艽、当归各 10 g,水煎服。

②高血压:广寄生、钩藤、臭梧桐各 15 g,水煎服。

③胎动不安:广寄生、白芍、当归、续断各 15 g,水煎服。

菊三七

Jab Hsaik Hsongd

【基　　源】菊科植物菊叶千里光。

【用药部位】根茎。

【性　　味】性平,味微苦。

【功　　效】活血止血、解毒消肿、续筋接骨。

【用法用量】外用:适量。

【用药经验】

①骨折、脱臼:鲜菊三七适量,酒糟少许,捣烂,包于患处。

②蜂蜇伤:鲜菊三七适量,捣烂,取汁涂患处。

③外伤出血:鲜菊三七、鲜地马蜂各适量,捣烂,敷患处。

石菖蒲

Jab Box Vib

【基　　源】天南星科植物石菖蒲。

【用药部位】根茎。

【性　　味】性温,味苦、辛。

【功　　效】开窍豁痰、醒神益智、化湿开胃。

【用法用量】内服:10～15 g。

【用药经验】

①痰阻心窍:石菖蒲、天竺黄、远志各 10 g,水煎服。

②中风不语:石菖蒲、冰糖各 15 g,水炖服。

③气滞胃胀:石菖蒲、陈皮各 15 g,薄荷 8 g,水煎服。

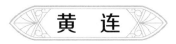

黄　连

Jab Mangl Lix

【基　　源】毛茛科植物黄连。

【用药部位】根茎。

【性　　味】性寒,味苦。

【功　　效】清热解毒、泻火燥湿。

【用法用量】内服:3～10 g。外用:适量。

【用药经验】

①热病谵语:黄连 3 g,黄芩、栀子各 10 g,水煎服。

②赤眼肿痛:黄连适量,研粗末,加水蒸,取汁点眼。

③烧伤:黄连适量,研为细末,芝麻油调涂患处。

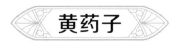

黄药子

Zend Git Hsob

【基　　源】薯蓣科植物黄独。

【用药部位】块茎。

【性　　味】性平,味苦。有毒。

【功　　效】解毒消瘿、降火凉血。

【用法用量】内服:10～15 g。外用:适量。

【用药经验】

①甲状腺肿:黄药子 15 g,白药子 10 g,泡入 500 mL 米酒中。15 日后取酒服用,每次 30 mL。

②梅毒溃烂:黄药子、土茯苓各 15 g,水煎代茶饮。

③恶性大疮:黄药子、大狼毒各适量,食盐少许,捣烂,敷患处。

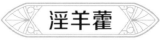

黄　精
Kid Vud

【基　　源】百合科植物黄精。

【用药部位】根茎。

【性　　味】性平,味甘。

【功　　效】补气养阴、健脾润肺、益肾。

【用法用量】内服:15~30 g。

【用药经验】

①病后虚弱:黄精、党参、当归、藤萝根各 15 g,水煎服。

②肺痨咯血:黄精、泡参、麦冬、杏仁、桑叶各 15 g,甘草 8 g,水煎服。

③消渴:黄精、玉竹、天花粉、山药、楤木根皮各 15 g,水煎服。

盘龙参
Bangx Was Det

【基　　源】兰科植物绶草。

【用药部位】全草。

【性　　味】性平,味甘、淡。

【功　　效】滋阴清热、益气生津、润肺止咳。

【用法用量】内服:10~30 g。

【用药经验】

①病后体虚:盘龙参、当归、黄芪各 20 g,水煎服。

②消渴:盘龙参、白果各 30 g,猪胰 1 只,水煎服。

③肺痨咯血:盘龙参、贝母各 15 g,水煎服。

淫羊藿
Jab Ngol Xid

【基　　源】小檗科植物淫羊藿。

【用药部位】地上部分。

【性　　味】性温,味甘、辛。

【功　　效】补肾壮阳、强筋壮骨、祛风除湿。

【用法用量】内服:10~30 g。

【用药经验】

①肾虚阳痿:淫羊藿、山栀茶、巴戟天、金樱子、枸杞子各30 g,泡酒服。每次50 mL,早晚各1次。

②筋骨痿弱:淫羊藿、杜仲、狗脊、牛膝各15 g,水煎服。

③风湿性关节炎:淫羊藿、爬岩香、广寄生各20 g,水煎服。

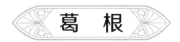

葛　根

Ghab Jongx Hfib

【基　　源】蝶形花科植物野葛。

【用药部位】根、花(葛花)。

【性　　味】性凉,味甘、辛。

【功　　效】解肌退热、升阳止泻、解毒透疹。

【用法用量】内服:10~15 g。

【用药经验】

①胃热口渴:葛根、麦冬、天花粉、生地各10 g,生石膏(先煎)12 g,水煎服。

②酒精中毒:葛花、枳椇子各15 g,水煎服。

③麻疹不透:葛根、升麻、赤芍各10 g,甘草6 g,蝉蜕3 g,水煎服。

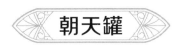

朝天罐

Jab Tok

【基　　源】野牡丹科植物朝天罐。

【用药部位】根、叶。

【性　　味】性微寒,味酸、涩。

【功　　效】收敛止泻、解毒活血。

【用法用量】内服:15~60 g,单用加倍。外用:适量。

【用药经验】

①肠炎、痢疾:朝天罐根60 g,仙鹤草30 g,水煎服。

②鼻咽癌、乳腺癌:朝天罐根120 g,炖猪骨或猪瘦肉适量,服汤食肉。

③外伤出血:鲜朝天罐叶适量,捣烂,敷患处。

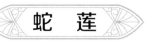

地马蜂

Jab Gangb Nux

【基　　源】蓼科植物草血竭。

【用药部位】根茎。

【性　　味】性温,味苦、涩。有毒。

【功　　效】活血散瘀、收敛止血、止痢。

【用法用量】内服:10～15 g,或入散剂。

【用药经验】

①痔疮出血:地马蜂 50 g,枯矾 10 g,共研为末,每次 3～5 g,水送服。

②肠炎、痢疾:地马蜂、朱砂莲各 30 g,共研为末,每次 3 g,水送服。

③胰腺炎:地马蜂、青木香各 15 g,酒、水各半煎服。

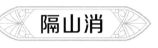

蛇　莲

Jab Jed Ib

【基　　源】葫芦科植物异叶赤飑。

【用药部位】块根。有毒。

【性　　味】性寒,味苦。

【功　　效】清热解毒、散结止痛、止泻。

【用法用量】内服:15～20 g,或入散剂。外用:适量。

【用药经验】

①胃癌、食道癌:蛇莲、独脚莲、金丝桃、白阳桃根、一柱香各 20 g,水煎服。

②胃及十二指肠溃疡:蛇莲、野荞麦根、地苦胆各适量,共研为末,每次 3 g,水送服。

③腮腺炎:蛇莲、土大黄根各适量,水醋各半略煎 5～6 min,取液擦患处。

隔山消

Jab Bex Teb

【基　　源】萝藦科植物隔山消。

【用药部位】根茎。

【性　　味】性平,味甘、微苦。

【功　　效】解毒消肿、健胃消积。

【用法用量】内服:15～30 g。

【用药经验】

①多年老胃病:隔山消、刺梨根、鸡屎藤各 30 g,水煎服。

②食积饱胀:隔山消、算盘七、鸡屎藤各 15 g,水煎服。

③体虚腹胀:隔山消、泡参、骚羊古各 30 g,水煎服。

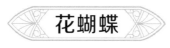

万年青

Vob Fangf

【基　　源】百合科植物万年青。

【用药部位】根茎、叶。

【性　　味】性寒,味甘、苦。有小毒。

【功　　效】清热解毒、消肿散结、利水。

【用法用量】内服:3～6 g,鲜品可用至 30 g。

【用药经验】

①心脏病水肿:万年青 6 g,白茅根 10 g,积雪草 15 g,海金沙(包煎)24 g,水煎服。

②心力衰竭:鲜万年青叶 20～30 g,水煎服。每日 1 剂,分 3 次服完,7～10 日为 1 个疗程。

③白喉引起的喉梗阻:鲜万年青适量,捣烂,取汁含咽。

花蝴蝶

Jab Gangb Bax Lief

【基　　源】蓼科植物赤胫散。

【用药部位】根、叶。

【性　　味】性平,味苦、涩。

【功　　效】活血散瘀、解毒消肿、止泻。

【用法用量】内服:20～30 g。外用:适量。

【用药经验】

①骨折、脱臼:鲜花蝴蝶皮叶、鲜捶不烂、鲜散血草各适量,捣烂,包患处。

②劳伤腰痛:花蝴蝶、五加皮、岩马桑各 30 g,泡酒服。

③肾虚阳痿:花蝴蝶、淫羊藿、巴戟天、山栀茶、山茱萸各 20 g,水煎服。

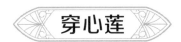

穿心莲
Jab Gangb Daid Liod

【基　　源】毛茛科植物高乌头。

【用药部位】根。

【性　　味】性温,味苦、辛。

【功　　效】行气止痛。

【用法用量】内服:2 ~ 15 g,或入散剂。

【用药经验】

①肝炎、肝硬化:穿心莲、金丝桃、排风藤、天泡果各 15 g,水煎服。

②胃气痛:穿心莲、蛇莲、青木香各适量,共研为末,每次 2 g,水送服。

③心脏病:穿心莲、红升麻、凤眼草、牛心草、蛇菇各适量,共研为末,水送服。每次 2 g,每日 3 次。

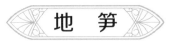

地　笋
Jab Gangb Dul

【基　　源】唇形科植物地笋。

【用药部位】全草。

【性　　味】性微温,味苦、辛。

【功　　效】活血散瘀、行水消肿。

【用法用量】内服:10 ~ 20 g。

【用药经验】

①跌打损伤:地笋、当归、桃仁各 10 g,水煎,加温酒送服。

②身面浮肿:地笋 20 g,泽泻 10 g,车前草、白茅根、西瓜皮各 30 g,水煎服。

③闭经腹痛:地笋、益母草、赤芍、当归各 10 g,甘草 6 g,水煎服。

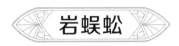

岩蜈蚣

Vob Wus Zat

【基　　　源】秋海棠科植物盾叶秋海棠。

【用药部位】根茎。

【性　　　味】性温,味酸、涩。

【功　　　效】舒筋活血、散瘀消肿。

【用法用量】内服:15~30 g。

【用药经验】

①跌打损伤:岩蜈蚣、捶不烂、朱砂根、岩马桑、四块瓦各 20 g,泡酒服。

②肺痈:岩蜈蚣、铁包金、白折耳、岩豇豆各 15 g,水煎服。

③静脉炎:岩蜈蚣、赤葛根、仙人掌各 30 g,水煎服。

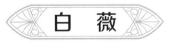

山慈菇

Wes Jut Eb

【基　　　源】兰科植物杜鹃兰。

【用药部位】假鳞茎。

【性　　　味】性寒,味甘、微辛。

【功　　　效】清热解毒、消肿散结。

【用法用量】内服:3~6 g,或入散剂。

【用药经验】

①胃癌、肝癌、食管癌:山慈菇、大蓟、半边莲各适量,共研为末,每次 2 g,水送服。

②蛇虫咬蜇伤:山慈菇 6 g,麝香 0.5 g,千金子霜、大戟、文蛤各 3 g,水煎服。

③痈疽:山慈菇 6g,苍耳草 10 g,水煎服。

白　薇

Gaib Geb Ngox

【基　　　源】萝摩科植物白薇。

【用药部位】根茎。

【性　　味】性寒,味苦、咸。

【功　　效】清热凉血、利尿通淋、解毒疗疮。

【用法用量】内服:5～25 g。外用:适量。

【用药经验】

①痔疮:白薇、八仙草、仙鹤草各 20 g,水煎服。

②月经不调:白薇、活血丹、益母草各 20 g,水煎服。

③恶疮肿毒:白薇、一支箭各适量,共研为末,茶油调敷患处。

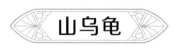

山乌龟

Jab Fangx Liangx

【基　　源】防己科植物山乌龟。

【用药部位】块根。

【性　　味】性寒,味苦。有小毒。

【功　　效】清热解毒、散瘀消肿、祛风止痛。

【用法用量】内服:3～10 g,或入散剂。外用:适量。

【用药经验】

①神经性皮炎:山乌龟适量,捣烂,敷患处。

②胃痛:山乌龟、地苦胆、野荞麦根各适量,共研为末,每次 2 g,水送服。

③跌扑肿痛:山乌龟、四块瓦各适量,捣烂,敷患处。

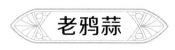

老鸦蒜

Ghax Eb

【基　　源】石蒜科植物石蒜或中国石蒜。

【用药部位】鳞茎。

【性　　味】性温,味甘、辛。有毒。

【功　　效】解毒散结、化痰催吐。

【用法用量】内服:2～10 g。外用:适量。

【用药经验】

①腹中痞块:老鸦蒜(切碎)10 g,加猪瘦肉 100 g,加水煮烂,吃肉喝汤。

②久行脚肿:鲜老鸦蒜 1 个,捣烂,敷双脚心。

③食物中毒、痰涎壅塞:鲜老鸦蒜 3 g,水煎去渣,灌服催吐。

地下明珠

Jab Des Pat

【基　　源】茅膏菜科植物茅膏菜。

【用药部位】球茎或地上部分。

【性　　味】性平,味甘、辛。有小毒。

【功　　效】祛风止痛、解毒、活血。

【用法用量】内服:10～15 g。外用:适量。

【用药经验】

①筋骨疼痛:地下明珠、岩马桑、爬岩香各 10 g,水煎服。

②骨质增生、肩周炎、关节炎:地下明珠球茎压平贴痛处。有热感即去药。

③疮痈肿毒:地下明珠适量,磨水擦患处。

千金子

Jab Gangb Jek

【基　　源】大戟科植物续随子。

【用药部位】种子。

【性　　味】性温,味辛。有毒。

【功　　效】解毒杀虫、逐水散结。

【用法用量】内服:1.5～2 g。外用:适量。

【用药经验】

①顽癣、疣赘:千金子适量,碾取油脂涂患处。

②腹水:千金子去油,研末,水送服。每日 2 g。

③疔疮疖肿:鲜千金子适量,捣烂,敷于患处四周。

魔　芋

Gif Dof

【基　　源】天南星科植物魔芋。

【用药部位】块茎、花。

【性　　味】性寒,味辛、苦。有毒。

【功　　效】解毒散结、化瘀止痛。

【用法用量】内服:3～15 g。外用:适量。

【用药经验】

①预防蛇咬:魔芋、苦蒿叶各适量,捣烂,涂手脚。

②疝气:魔芋花适量,研末,酒送服。每日 2 次,每次 3～5 g。

③脚转筋:魔芋适量,捣烂,加酒炒热揉患处,然后再将药包于患肢。

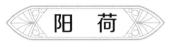

阳　荷

Nas Hnaib

【基　　源】姜科植物蘘荷。

【用药部位】根茎。

【性　　味】性温,味辛。

【功　　效】活血消肿、解毒、化痰。

【用法用量】内服:5～20 g。

【用药经验】

①胃寒痛:阳荷、胖血藤、野荞麦根各 20 g,水煎服。

②哮喘:阳荷、野油菜各 20 g,水煎服。

③蛔虫腹痛:阳荷适量,研末,每次 5 g,水送服。

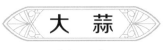

大　蒜

Hsent

【基　　源】百合科植物大蒜。

【用药部位】鳞茎。

【性　　味】性温,味辛。

【功　　效】行滞气、暖脾胃、消症结、解毒、杀虫。

【用法用量】内服:5～10 g。外用:适量。

【用药经验】

①伤食、脾胃虚寒:大蒜(捣烂)3 个,红茶 5 g,沸水冲泡,少量频饮。

②鸡眼:大蒜 1 个,大葱 1 根,捣烂,敷患处。5 日后揭去,鸡眼自行脱落。

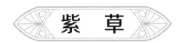

紫　草

Jab Hsod

【基　　　源】紫草科植物新疆紫草或内蒙古紫草。

【用药部位】根。

【性　　　味】性寒,味甘、咸。

【功　　　效】解毒透疹、活血凉血。

【用法用量】内服:5～10 g。外用:适量。

【用药经验】

①麻疹:紫草、升麻、金银花、连翘各 10 g,白术、甘草各 3 g,水煎服。

②水火烫伤:紫草、大黄各等份,加冰片,冰片用量为紫草和大黄总量的 1/10,共研为末,香油调敷患处。

③尿路感染:紫草、蒲黄、蒲公英各 10 g,甘草 6 g,水煎服。

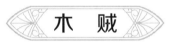

木　贼

Nangx Diongx

【基　　　源】木贼科植物木贼。

【用药部位】全草。

【性　　　味】性平,味甘、苦。

【功　　　效】散风热、退目翳、解毒消炎。

【用法用量】内服:10～30 g。

【用药经验】

①目翳:木贼、谷精草、青葙子、决明子各 10 g,蝉蜕 6 g,水煎服。

②久行下冷水脚肿:木贼根、土牛膝各 30 g,酒、水各半煎服。

③慢性肝炎:木贼 15 g、川楝子 6 g、地耳草 15 g、黄栀子 12 g、山栀茶 9 g、淫羊藿 10 g、白背叶 10 g,水煎服。

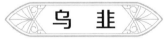

乌　韭

Det Hangb Hsangd

【基　　　源】鳞始蕨科植物乌韭。

【用药部位】地上部分。

【性　　味】性寒,味微苦。

【功　　效】清热解毒、利湿。

【用法用量】内服:干品 30～60 g,鲜品可用至 100 g。外用:适量。

【用药经验】

①食物、野生菌、农药中毒:鲜乌韭 100 g,捣烂取汁,加冷开水送服。

②黄疸性肝炎:乌韭、茵陈、栀子根各 30 g,水煎服。

③烧烫伤:乌韭适量,研末,茶油调敷患处。

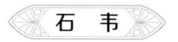

石　韦

Vob Ghab Niaf Dlad

【基　　源】水龙骨科植物石韦。

【用药部位】叶。

【性　　味】性微寒,味甘、苦。

【功　　效】利尿通淋、清热止血。

【用法用量】内服:10～30 g。

【用药经验】

①尿路结石:石韦、金钱草、车前草、海金沙藤、十大功劳各 30 g,水煎服。

②肾盂肾炎:石韦、车前草、忍冬藤各 30 g,水煎服。

③放射治疗和化学治疗引起的白细胞减少:石韦、红枣、仙鹤草各 20 g,水煎服。

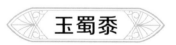

玉蜀黍

Ghab Hob Gad Diul

【基　　源】禾本科植物玉蜀黍。

【用药部位】花柱(玉米须)。

【性　　味】性平,味甘。

【功　　效】利尿消肿、平肝利胆。

【用法用量】内服:15～30 g。

【用药经验】

①消渴:玉米须、楤根皮、芭蕉根、天花粉各 30 g,水煎服。

②黄疸性肝炎:玉米须、地耳笋、茵陈各 30 g,水煎服。

③胆石症:玉米须、马蹄金、金钱草、芦根各 30 g,水煎服。

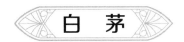

白　茅

Nangx Ghab Langl

【基　　源】禾本科植物白茅。

【用药部位】根。

【性　　味】性寒,味甘。

【功　　效】清热利尿、凉血止血。

【用法用量】内服:15 ~ 60 g。

【用药经验】

①肾病综合征:白茅根、车前草、苍耳根、海金沙、山栀茶各 30 g,水煎服。

②吐血、咯血、尿血:白茅根、侧柏、仙鹤草各 30 g,水煎服。

③热病烦渴:白茅根、淡竹叶、石斛各 20 g,甘草 10 g,水煎服。

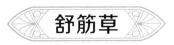

舒筋草

Ghab Hsob Ral

【基　　源】石松科植物石松。

【用药部位】全草。

【性　　味】性温,味苦、辛。

【功　　效】祛风除湿、舒筋活络、消炎止痛。

【用法用量】内服:10 ~ 30 g。外用:适量。

【用药经验】

①风湿骨痛:舒筋草、铁包金、鸡血藤、三角枫、海金沙各 20 g,水煎服。

②小儿盗汗:舒筋草、糯稻根各 150 g,水煎洗身。

③带状疱疹:舒筋草适量,炒至里外焦黄,研末,麻油调涂患处。

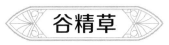

谷精草

Nangx Qob Khob

【基　　源】谷精草科植物谷精草。

【用药部位】带花茎的头状花序。

【性　　味】性平,味甘、辛。

【功　　效】疏风散热、明目退翳。

【用法用量】内服:6 ~ 15 g。

【用药经验】

①结膜炎:谷精草、木贼各等量,烘干,共研为末,水送服。每次 2 g,每日 3 次。

②脉络视网膜膜炎:谷精草、土党参、决明子、车前草、白茅根、甘草各 6 g,水煎服。

③夜盲症:谷精草 15 g,猪肝 30 g,水煮,喝汤吃肉。

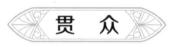

贯 众

Ghab Xad Jad

【基　　源】鳞毛蕨科植物贯众。

【用药部位】根茎。

【性　　味】性微寒,味苦。

【功　　效】清热解毒、消炎止血。

【用法用量】内服:10 ~ 30 g。

【用药经验】

①九子疡:贯众、皂角各 30 g,水煎服。每日 1 剂,连服 2 ~ 3 个月。

②防治流感:贯众 30 g,板蓝根、金银花各 10 g,甘草 6 g,水煎服。

③防治麻疹:贯众、丝瓜络、升麻各 10 g,水煎服。

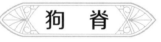

狗 脊

Jab Hsongd Liax

【基　　源】蚌壳蕨科植物金毛狗脊。

【用药部位】根茎。

【性　　味】性温,味甘、苦。

【功　　效】祛风湿、补肝肾、强腰膝。

【用法用量】内服:10 ~ 30 g。外用:适量。

【用药经验】

①风湿痹痛:狗脊、鸡血藤、海风藤、钩藤、常春藤各等量,水煎洗。

②尿多尿频:狗脊、藤杜仲、千斤拔、藤当归各 15 g,水煎服。

③肾虚腰痛：狗脊、牛尾菜、杜仲各 15 g，水煎服。

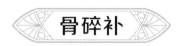

骨碎补

Hsongd Liax Zat

【基　　源】水龙骨科植物槲蕨。

【用药部位】根茎。

【性　　味】性温，味苦。

【功　　效】活血散瘀、强筋补肾、续伤止痛。

【用法用量】内服：10 ~ 20 g。外用：适量。

【用药经验】

①跌打损伤：鲜骨碎补、鲜栀子、鲜韭菜根、鲜花蝴蝶、鲜酢浆草，加酒糟捣烂，敷患处。

②链霉素不良反应：骨碎补 15 g，水煎服。每日 1 剂，分 2 次服完，重者加量。

③肾虚耳鸣：骨碎补、丹参、枸杞子各 20 g，水煎服。

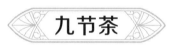

九节茶

Det Nix Vud Hlieb

【基　　源】金粟兰科植物草珊瑚。

【用药部位】全珠。

【性　　味】性微温，味苦、辛。

【功　　效】祛风通络、活血散结、抗菌消炎。

【用法用量】内服：10 ~ 30 g。

【用药经验】

①风湿性关节炎：九节茶根 150 g，泡酒 500 mL 后内服，每次 30 mL。

②小儿高烧：九节茶、红牛膝各 10 g，水煎服。

③口腔炎、咽炎：九节茶叶、蛇含各 5 g，开水泡服。

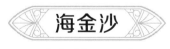

海金沙

Jab Hxangd

【基　　源】海金沙科植物海金沙。

【用药部位】孢子。

【性　　味】性寒,味甘、咸。

【功　　效】清热利湿、利尿通淋。

【用法用量】内服:10 ~ 60 g。外用:适量。

【用药经验】

①肾盂肾炎:海金沙、车前草、白茅根各 10 g,水煎服。

②尿路结石:海金沙、金钱草、车前草、石韦、十大功劳各 30 g,水煎服。

③风湿骨痛:海金沙、常春藤、舒筋草、千斤藤、钩藤各等份,水煎熏洗患处。

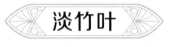

淡竹叶

Nangx Ghab Nex Gix

【基　　源】禾本科植物淡竹叶。

【用药部位】茎及叶。

【性　　味】性寒,味甘、淡。

【功　　效】清热利湿、生津止渴、除烦。

【用法用量】内服:10 ~ 30 g。

【用药经验】

①热病烦躁:淡竹叶、知母、麦冬、生地、生石膏各 10 g,水煎服。

②小便不利:淡竹叶、车前草、木通各 15 g,水煎服。

③黄疸:淡竹叶、茵陈、栀子根各 15 g,水煎服。

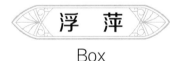

浮　萍

Box

【基　　源】浮萍科植物浮萍。

【用药部位】全草。

【性　　味】性寒,味辛。

【功　　效】宣散风热、利尿透疹。

【用法用量】内服:3 ~ 10 g。外用:适量。

【用药经验】

①风热感冒:浮萍、菊花、桑叶各 10 g,水煎服。

②荨麻疹:浮萍、蝉蜕各 10 g,水煎服。

③痤疮:浮萍适量,研末,临睡前水调涂患处,次日晨起洗去。连用 3 ~ 5 日。

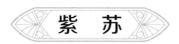

紫　苏
Gad Hangd Xok

【基　　　源】唇形科植物紫苏。

【用药部位】种子、叶。

【性　　　味】性温,味辛。

【功　　　效】紫苏子:降气消痰、平喘润肠。紫苏叶:解表散寒,行气和胃。

【用法用量】内服:5 ~ 10 g。外用:适量。

【用药经验】

①支气管炎喘咳:紫苏子、葶苈子、莱菔子各 10 g,水煎服。

②风热感冒:紫苏叶、香薷、薄荷各 10 g,开水泡服。

③漆疮:紫苏叶适量,煎汤,洗患处。

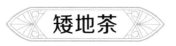

矮地茶
Jil Ghad Daib

【基　　　源】紫金牛科植物紫金牛。

【用药部位】全草。

【性　　　味】性平,味辛、微苦。

【功　　　效】止咳化痰、活血散瘀、利湿、止痛。

【用法用量】内服:15 ~ 30 g。外用:适量。

【用药经验】

①慢性气管炎:矮地茶、金樱子、五味子、苍耳子、黄芩各 20 g,水煎服。

②黄疸性肝炎:矮地茶、积雪草、茵陈、车前草、白茅根各 10 g,水煎服。

③皮肤瘙痒:矮地茶、杠板归、千里光各 100 g,水煎洗患处。

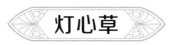

灯心草
Nangx Songb Mil

【基　　　源】灯心草科植物灯心草。

【用药部位】茎髓。

【性　　味】性凉,味甘、淡。

【功　　效】清心火、利小便。

【用法用量】内服:10～20 g。

【用药经验】

①心烦失眠:灯心草、夜交藤、合欢花各20 g,水煎当茶饮。

②咽部生颗粒或口中疱疮:灯心草、麦冬、淡竹叶各10 g,水煎去渣含咽。

③肾炎水肿:灯心草、车前草、海金沙、薏苡根各30 g,水煎服。

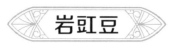

岩豇豆

Qeb Zet

【基　　源】苦苣苔科植物蒙自吊石苣苔。

【用药部位】全草。

【性　　味】性凉,味苦。

【功　　效】活血消肿、祛湿化痰。

【用法用量】内服:20～30 g。

【用药经验】

①痛风:岩豇豆、三月泡根、威灵仙、土茯苓、雷公藤各30 g,泡酒服。

②肺痈:岩豇豆、岩白菜、矮地茶、白折耳、十大功劳各30 g,水煎服。

③气管炎:岩豇豆、岩白菜、白百合、厚朴各30 g,水煎服。

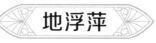

地浮萍

Box Ghad Dab

【基　　源】地钱科植物地钱。

【用药部位】全草。

【性　　味】性凉,味淡。

【功　　效】解毒收敛、清热利湿。

【用法用量】内服:20～30 g。外用:适量。

【用药经验】

①烧烫伤:地浮萍适量,研末,菜油调涂患处。

②烂脚丫:地浮萍、五倍子各适量,共研为末,撒患处。

③眼雾不明:地浮萍、天青地白各 20 g,水煎服。

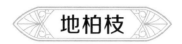

地柏枝

Xab Jad Mongl

【基　　源】卷柏科植物江南卷柏。

【用药部位】全草。

【性　　味】性凉,味甘、涩。

【功　　效】清热解毒、收敛止血。

【用法用量】内服:10～15 g。外用:适量。

【用药经验】

①胃及十二指肠出血:地柏枝、白茅根、仙鹤草各 30 g,水煎服。

②黄疸性肝炎:地柏枝、茵陈、败酱草、丹参、栀子各 30 g,水煎服。

③水火烫伤:地柏枝适量,研末,麻油调敷患处。

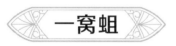

一窝蛆

Gad Mongl Vud

【基　　源】百合科植物粉条儿菜。

【用药部位】全草。

【性　　味】性平,味辛。

【功　　效】润肺止咳、消积驱虫。

【用法用量】内服:15～30 g。

【用药经验】

①肺气肿:一窝蛆、鱼腥草、羊耳菊各 20 g,水煎服。

②九子疡:一窝蛆、虾脊兰、夏枯草各 30 g,水煎服。

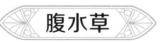

腹水草

Nangx Qangb Ral

【基　　源】玄参科植物腹水草。

【用药部位】全草。

【性　　味】性寒,味苦。

【功　　效】清热解毒、利水消肿。

【用法用量】内服:15~20 g。外用:适量。

【用药经验】

①牛皮癣:腹水草、博落回、土大黄各等份,泡醋取液擦患处。

②跌打重伤:腹水草、花蝴蝶、岩马桑、捶不烂各 30 g,酒泡服。

③肝硬化腹水:腹水草、水高粱、六月雪各 20 g,水煎服。

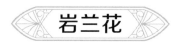

岩兰花

Bangx Yangb Zat

【基　　源】桔梗科植物着色风铃草。

【用药部位】根。

【性　　味】性微寒,味辛。

【功　　效】活血解毒、润肺止咳。

【用法用量】内服:15~20 g。外用:适量。

【用药经验】

①蛇咬伤:岩兰花适量,捣烂,敷伤口四周。

②虫积腹痛:岩兰花、阳荷各 20 g,水煎服。

③癫痫:岩兰花、蓖麻根各 15 g,水煎服。

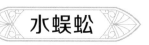

水蜈蚣

Gangb Dud Vas

【基　　源】莎草科植物水蜈蚣。

【用药部位】全草。

【性　　味】性平,微辛。

【功　　效】祛风利湿、止咳化痰、截疟。

【用法用量】内服:15~30 g,单用加倍。

【用药经验】

①跌打损伤:水蜈蚣 60 g,水煎去渣,冲少许米酒服。

②百日咳:水蜈蚣、鱼腥草各 30 g,桑白皮、百部各 10 g,水煎服。

③预防疟疾:水蜈蚣、土牛膝各 30 g,桑白皮、百部各 10 g,水煎服。

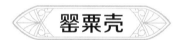

狗尾草

Nangx Dlad Wed

【基　　　源】禾本科植物狗尾草。

【用药部位】全草。

【性　　　味】性平,味甘。

【功　　　效】清热消疳、杀虫止痒。

【用法用量】内服:干品 10～30 g,鲜品加倍。

【用药经验】

①疳疾:狗尾草 20 g,鸡肝 1 付,水煎,服汤食肝。

②羊毛痧:鲜狗尾草 60 g,水煎服。同时用针挑断背上痧点内纤维丝。

③目赤肿痛:狗尾草 30 g,水煎服。每日 1 剂,分 2 次服完。

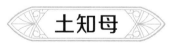

罂粟壳

Ghab Liak Yenb Ghad Gheib

【基　　　源】罂粟科植物罂粟。

【用药部位】果壳。

【性　　　味】性平,味酸、涩。有毒。

【功　　　效】敛肺止咳、涩肠止泻。

【用法用量】内服:3～6 g。

【用药经验】

①气管炎、咳嗽:罂粟壳、云雾草、千年耗子屎各 6 g,水煎服。

②久泻久痢:罂粟壳 6 g,水煎服。

③关节、肌肉疼痛:罂粟壳 3 g,研末,水冲服。

土知母

Jab Ghab Dak Dlangd

【基　　　源】鸢尾科植物鸢尾。

【用药部位】根茎。

【性　　　味】性寒,味苦。有毒。

【功　　效】清热毒、消肿止痛。

【用法用量】内服:15～30g。

【用药经验】

①扁桃体炎:土知母、地柏枝各15g,射干、山豆根各6g,指甲(灰)少许,水煎去渣,频含咽。

②臌胀:土知母30g,水煎服。

③咽喉起血疱:土知母1块,加冷开水研磨取汁(或用鲜品捣烂取汁)含咽。

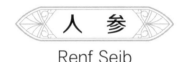

人　参
Renf Seib

【基　　源】五加科植物人参。

【用药部位】根。

【性　　味】性平,味甘、微苦。

【功　　效】益肺补气、祛暑生津。

【用法用量】内服:3～15g。

【用药经验】

①气血两亏:人参、熟地各15g,水煎服。

②妇女萎黄:人参、当归、白芍各10g,熟地、山药、茯苓各15g,川芎5g,水煎服。

③阳痿早泄:人参、巴戟天、枸杞子、肉苁蓉各10g,水煎服。

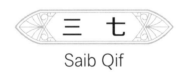

三　七
Saib Qif

【基　　源】五加科植物三七。

【用药部位】根、叶。

【性　　味】性温,味甘、微苦。

【功　　效】消肿定痛、止血散瘀。

【用法用量】内服:3～15g。外用:适量。

【用药经验】

①痈疮肿毒:三七叶10g,水煎当茶饮。

②吐血、便血、衄血:三七、地马蜂各3g,共研为末,水送服。每次1g,每日3次。

③跌打瘀肿:三七适量,磨醋或泡酒取液涂患处。

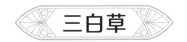

三白草

Vob Ghab Jongx Hlod

【基　　源】三白草科植物三白草。

【用药部位】全草。

【性　　味】性寒,味甘、辛。

【功　　效】清热解毒、利尿消肿。

【用法用量】内服:15～30 g。外用:适量。

【用药经验】

①尿路感染:三白草、车前草、白花蛇舌草、水高粱各 15 g,水煎服。

②小儿全身瘙痒:三白草(取地上部分)250 g,艾叶 50 g,水煎洗。每日 1 次。

③前列腺炎:三白草 30 g,车前草、白茅根、淡竹叶、生地、丹参各 15 g,甘草 6 g,水煎服。

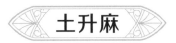

土升麻

Vob Dliok Nix

【基　　源】菊科植物单叶佩兰。

【用药部位】全草、根、茎叶。

【性　　味】性凉,味苦、辛。

【功　　效】清热解毒、利咽止泻。

【用法用量】内服:10～30 g。

【用药经验】

①防治流感:土升麻、鱼鳅串、毛冬青、一枝黄花各 15 g,水煎服。

②咽喉炎、扁桃体炎:土升麻根 15 g,水煎服。

③痢疾、腹泻:土升麻茎叶、狗肝菜各 20 g,水煎服。

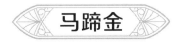

马蹄金

Vob Bix Seix Hlieb

【基　　源】旋花科植物马蹄金。

【用药部位】全草。

【性　　味】性凉,味苦、辛。

【功　　效】清热利湿、解毒消肿。

【用法用量】内服:15～30 g。外用:适量。

【用药经验】

①尿路结石:马蹄金、天胡荽、车前草各 30 g,水煎服。

②黄疸性肝炎:马蹄金、天胡荽、地耳草、排风藤各 30 g,水煎服。

③痈疮疔肿:鲜马蹄金、鲜犁头草、鲜黄瓜香各适量,捣烂,敷患处。

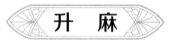

升　麻

Jab Qif Ghangb

【基　　源】毛茛科植物升麻。

【用药部位】根。

【性　　味】性微寒,味辛、甘。

【功　　效】清热解毒、发表透疹、升举阳气。

【用法用量】内服:5～10 g。

【用药经验】

①头重痛:升麻、荷叶、苍术各 10 g,水煎服。

②麻疹不透:升麻、葛根、赤芍各 5 g,甘草 3 g,水煎服。

③脱肛:升麻、五倍子各 5 g,黄芪、党参、山药各 15 g,水煎服。

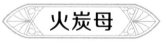

火炭母

Vob Ghab Niaf Dul

【基　　源】蓼科植物火炭母。

【用药部位】全草。

【性　　味】性凉,味酸、涩、辛。

【功　　效】清热解毒、利湿止痒。

【用法用量】内服:30～60 g。外用:适量。

【用药经验】

①肠炎、痢疾:火炭母、马齿苋、仙鹤草各 30 g,水煎服。

②扁桃体炎:火炭母、牛膝各 30 g,水煎服。

③霉菌性阴道炎：火炭母 150 g，水煎坐浴。另用火炭母研末撒患处。

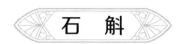

石　斛

Nangx Ghab Zat Fangx

【基　　源】兰科植物石斛。

【用药部位】茎及叶。

【性　　味】性微寒，味甘。

【功　　效】滋阴清热、益胃生津。

【用法用量】内服：10 ~ 30 g。

【用药经验】

①肺阴虚热：石斛、泡参、玉竹、麦冬各 10 g，水煎服。

②夜盲症（雀目）：石斛、淫羊藿各 30 g，苍术 15 g，共研为末，每次 10 g，米汤送服。

③胃酸缺乏：石斛、糯稻根、黄荆、麦冬各 10 g，水煎服。

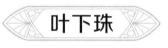

叶下珠

Nangx Yid Xad Zub

【基　　源】大戟科植物叶下珠。

【用药部位】全草。

【性　　味】性凉，味苦、甘。有毒。

【功　　效】清肝明目、解毒、利湿。

【用法用量】内服：25 ~ 50 g，剂量大者可用至 100 g。

【用药经验】

①黄疸性肝炎：叶下珠、地耳草各 30 g，栀子 15 g，水煎服。

②毒蛇咬伤：叶下珠适量，捣烂取汁去渣，米汤调服，药渣敷伤口。

③肾炎水肿：叶下珠、白花蛇舌草各 100 g，水煎服。

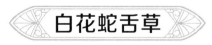

白花蛇舌草

Vob Ghab Niaf Nangb

【基　　源】茜草科植物白花蛇舌草。

【用药部位】全草。

【性　　味】性寒,味苦、甘。

【功　　效】清热解毒、利尿消肿。

【用法用量】内服:30 ~ 60 g,或捣汁。

【用药经验】

①阑尾炎:白花蛇舌草、鬼针草、败酱草各 30 g,水煎服。

②毒蛇咬伤:鲜白花蛇舌草 150 g,加淘米水捣烂,取汁服。同时扩张伤口排毒。

③各种癌症:白花蛇舌草、半枝莲、排风藤、龙葵、石上柏各 30 g,水煎服。

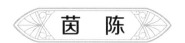

茵　陈

Vob Eb Wal Mal

【基　　源】菊科植物茵陈。

【用药部位】嫩叶。

【性　　味】性微寒,味苦、辛。

【功　　效】清热利湿、利胆退黄。

【用法用量】内服:10 ~ 30 g。

【用药经验】

①湿热疮疖:茵陈 30 g,石仙桃、天花粉各 10 g,水煎服。

②肝炎:茵陈、地耳草、车前草各 30 g,栀子、十大功劳各 10 g,水煎服。

③黄疸性肝炎:茵陈、鸡骨草、十大功劳、枸骨叶各 30 g,水煎服。

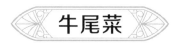

牛尾菜

Vob Ghab Dad Liod

【基　　源】百合科植物牛尾菜。

【用药部位】根。

【性　　味】性平,味甘、苦。

【功　　效】舒筋通络、止咳化痰、补气活血。

【用法用量】内服:15 ~ 30 g,单用可用至 100 g。

【用药经验】

①风湿痹痛:牛尾菜根 100 g,酒、水各半煎服。

②咳嗽吐血:牛尾菜根、白茅根、仙鹤草、旱莲草各 30 g,水煎服。

③气虚浮肿:牛尾菜根、黄芪、五加皮各 30 g,水煎服。

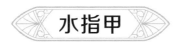

水指甲

Box Bangx Fangx

【基　　源】凤仙花科植物华凤仙。

【用药部位】全草。

【性　　味】性寒,味辛。

【功　　效】清热解毒、消肿止痛。

【用法用量】内服:3 ~ 10 g。外用:适量。

【用药经验】

①毒蛇咬伤:鲜水指甲适量,捣烂,敷患处。

②喉痛:水指甲根 3 g,生嚼含咽;水指甲全草 10 g,水煎服。

③筋骨疼痛:水指甲适量,水煎洗。

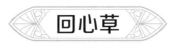

回心草

Vob Eb Meit

【基　　源】真藓科植物大叶藓。

【用药部位】全草。

【性　　味】性平,味淡、微苦。

【功　　效】养心安神、清肝明目。

【用法用量】内服:5 ~ 10 g。

【用药经验】

①神经病:回心草 10 g,瓜子金 5 g,酒、水各半煎服。

②心脏病:回心草 5 g,大枣 50 g,冰糖适量,水煎服。

③心力衰竭:回心草 10 g,胡椒数粒,共捣细,塞入猪心煮熟,喝汤吃肉。

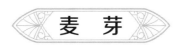

麦　芽

Gad Mangl Yib

【基　　源】禾本科植物小麦。

【用药部位】经水泡发芽的成熟果实。

【性　　味】性微温,味甘。

【功　　效】开胃消食、下气回乳。

【用法用量】内服:10～15 g,大剂量可用 30～120 g。外用:适量。

【用药经验】

①食积腹胀:麦芽 60 g,水煎服。

②妇女产后断乳:生麦芽 120 g,生山楂 30 g,水煎服。

③手足癣、股癣:生麦芽 50 g,入 100 mL 70% 酒精中浸泡 1 周左右,取液擦患处。早晚各 1 次。

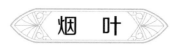

谷　芽
Ghab Khub Gad Yib

【基　　源】禾本科植物稻谷。

【用药部位】经水泡发芽的成熟果实。

【性　　味】性平,味甘。

【功　　效】消食和中、健脾开胃。

【用法用量】内服:10～15 g。

【用药经验】

①食积胀满:谷芽、山楂各 15 g,陈皮 6 g,水煎服。

②脾胃虚弱:谷芽、麦芽各 15 g,白术、党参各 10 g,陈皮 8 g,砂仁 6 g,水煎服。

③小儿消化不良:谷芽、神曲各 10 g,水煎服。

烟　叶
Yenb Ghad Nangl

【基　　源】茄科植物烟草。

【用药部位】叶。

【性　　味】性温,味辛。有毒。

【功　　效】行气止痛、解毒杀虫。

【用法用量】外用:适量。

【用药经验】

①外伤出血:烟叶少许,研末,外敷患处。

②关节扭伤:烟叶、酒糟各等量,捣烂,敷患处。

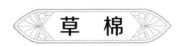

草　棉

Mais Hsenb

【基　　　源】锦葵科植物草棉。

【用药部位】根及根皮。

【性　　　味】性温,味甘。

【功　　　效】补虚平喘、通经止痛。

【用法用量】内服:1~6 g,大剂量可用至 90 g。

【用药经验】

①哮喘:棉花根 90 g,红枣 120 g,水煎,喝汤食枣。每日 1 剂,分 2 次服完。

②眩晕:棉花根 45 g,水煎服。每日 1 剂,分 2 次服。

③肺癌:棉花根、四叶参各 30 g,补骨脂、千年耗子屎各 15 g,水煎服。

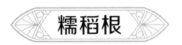

糯稻根

Ghab Jongx Gad Nef

【基　　　源】禾本科植物糯稻。

【用药部位】根及根茎。

【性　　　味】性平,味甘。

【功　　　效】益胃生津、退虚热、止盗汗。

【用法用量】内服:30~90 g。

【用药经验】

①胃热口渴:糯稻根、绞股蓝各 30 g,水煎服。

②肝炎:糯稻根 30 g,地马蜂 15 g,水煎服。

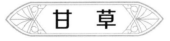

甘　草

Nangx Gaib Cox

【基　　　源】豆科植物胀果甘草或光果甘草。

【用药部位】根。

【性　　味】性平,味甘。

【功　　效】和中缓急、润肺解毒、调和诸药。

【用法用量】内服:2～10 g。

【用药经验】

①胃痛:甘草、延胡索各 10 g,水煎服。

②咽喉肿痛:甘草、桔梗、金银花、牛蒡子各 10 g,水煎服。

③食物中毒:甘草 10 g,绿豆 50 g,水煎服。

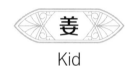

姜

Kid

【基　　源】姜科植物姜。

【用药部位】根。

【性　　味】性微温,味辛。

【功　　效】解表散寒、化痰止咳、温中止呕。

【用法用量】内服:3～10 g。

【用药经验】

①风寒感冒:生姜 10 g,枇杷花 20 g,水煎取液加适量蜂蜜兑服。

②肺寒咳痰:干姜 10 g,制半夏、炙甘草、五味子各 6 g,细辛 3 g,水煎服。

③腹泻呕吐:干姜、蛇莲各 10 g,甘草 3 g,水煎服。

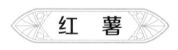

红　薯

Nax Eb

【基　　源】旋花科植物番薯。

【用药部位】块根。

【性　　味】性平,味甘。

【功　　效】补中和血、益气生津、宽肠通便。

【用法用量】内服:50～250 g。

【用药经验】

①胃及十二指肠出血性溃疡:鲜红薯适量,晒干研粉,温开水调服。每次 60 g,每日 3 次。

②水肿:红薯 1 个,挖小洞并放入适量生姜,烤熟去生姜食用。每次 250 g,连服数日。

③大便不畅:鲜红薯 1～3 个煮熟,早晚各吃 1 次。

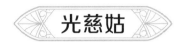

光慈姑

Wes Jut Jet

【基　　源】百合科植物老鸦瓣或伊犁郁金香。

【用药部位】鳞茎。

【性　　味】性凉,味甘、微辛。有毒。

【功　　效】清热解毒、散结。

【用法用量】外用:2~5 g。

【用药经验】

①乳腺癌、鼻咽癌、皮肤癌:光慈姑、独脚莲、大蓟各适量,共研为末,温水冲服。每次
2 g,每日 3 次。

②无名肿毒:光慈姑、巴地香各适量,捣烂,敷患处。

③九子疡:光慈姑、夏枯草各适量,捣烂,敷患处。

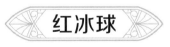

冰球子

Wes Jut Bil

【基　　源】兰科植物独蒜兰。

【用药部位】假鳞茎。

【性　　味】性寒,味甘、辛。

【功　　效】清热解毒、化痰散结。

【用法用量】内服:3~6 g,或入丸剂。

【用药经验】

①喉痹喉风:冰球子、山豆根各 6 g,地马蜂、贯众各 10 g,水煎服。

②疔疮:冰球子 6 g,金银花、蒲公英、犁头草、苍耳草各 10 g,水煎服。

③瘰疬:冰球子 6 g,柴胡、连翘、川贝各 10 g,制丸剂,每次 2 g,水送服。

红冰球

Wes Jut Zat

【基　　源】兰科植物山兰。

【用药部位】假鳞茎。

【性　　味】性寒，味甘、辛。

【功　　效】清热解毒、散结化痰。

【用法用量】内服：3～6 g。外用：适量。

【用药经验】

①水火烫伤：红冰球、虎杖、黄柏各适量，共研为末，油调擦患处。

②痫病：红冰球 1 枚，加茶水适量研如泥状，茶水调服，痰吐即愈。

③疔疮：红冰球适量，捣如泥状，敷患处。

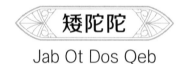

矮陀陀

Jab Ot Dos Qeb

【基　　源】紫金牛科植物九管血。

【用药部位】根。

【性　　味】性平，味辛、微苦涩。

【功　　效】清热解毒、化瘀、利咽。

【用法用量】内服：1～2 g。外用：适量。

【用药经验】

①喉火：矮陀陀 2 g，切细泡淘米水，取水含咽。

②白喉：矮陀陀 1 g，细嚼慢咽。

③风火牙痛：矮陀陀 1 g，切细放痛处。

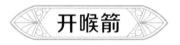

开喉箭

Jab Ot Dos Zat

【基　　源】紫金牛科植物剑叶紫金牛。

【用药部位】根、叶。

【性　　味】性凉，味辛、微苦。

【功　　效】解毒消肿。

【用法用量】内服：1～9 g。

【用药经验】

①痔疮：开喉箭、养心菜各 3 g，切细蒸鸡吃。

②慢性咽炎：开喉箭叶、绞股蓝、桔梗、瓜子金、薄荷各 5 g，开水泡服。

③扁桃体炎：开喉箭 3 g，细嚼慢咽。

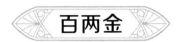

百两金

Jab Ot Dos Det

【基　　源】紫金牛科植物百两金。

【用药部位】根。

【性　　味】性寒,味苦、微涩。

【功　　效】清利咽喉、散瘀消肿。

【用法用量】内服:10～20 g。

【用药经验】

①喉痛、乳蛾:百两金 15 g,桔梗 10 g,射干 5 g,水煎服。

②风湿骨痛:百两金、铁包金、岩马桑各 10 g,水煎服。

③肺痈:百两金、地瓜藤、白折耳、红马蹄各 20 g,水煎服。

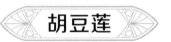

胡豆莲

Jab Ghangd Ghaik

【基　　源】景天科植物云南红景天。

【用药部位】根。

【性　　味】性凉,味苦。

【功　　效】清热解毒、止泻止血。

【用法用量】内服:3～10 g。外用:适量。

【用药经验】

①蛊毒:胡豆莲 3 g,切细,开水泡服。

②上吐下泻:胡豆莲 10 g,切细,开水泡服。

③跌打瘀血:胡豆莲适量,捣烂,敷患处。

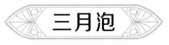

三月泡

Zeid Tiul Jangs

【基　　源】蔷薇科植物三月泡。

【用药部位】根、果实。

【性　　味】性温,味涩、酸。

【功　　效】消食止泻、和血补虚。

【用法用量】内服:15～30 g。外用:适量。

【用药经验】

①肠炎、痢疾:三月泡根、仙鹤草根各 20 g,水煎服。

②乳腺炎:三月泡根 30 g,水煎服。另用鲜三月泡叶捣烂,敷患处。

③肾虚:三月泡果、桑椹、五味子、菟丝子、臭牡丹根各 20 g,水煎服。

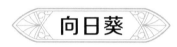

向日葵

Bangx Mais Hnaib

【基　　源】菊科植物向日葵。

【用药部位】花序托(花盘)、茎髓、种子(葵花子)。

【性　　味】性温,味甘。

【功　　效】清热利水、透脓通气。

【用法用量】内服:15～60 g。

【用药经验】

①痛经:向日葵花盘 60 g,红糖 50 g,水煎服。

②百日咳:向日葵茎髓、冰糖各 15 g,葵花子(捣烂)10 粒,水煎服。

③乳糜尿:向日葵茎髓 15 g,红糖适量,水煎服。

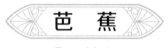

芭　蕉

Det Xub

【基　　源】芭蕉科植物芭蕉。

【用药部位】花、茎中的汁液(芭蕉油)、果皮。

【性　　味】性寒,味甘、淡。

【功　　效】芭蕉花:化痰软坚、平肝、化瘀。芭蕉果皮:清热止痒。芭蕉油:清热解毒。

【用法用量】内服:30～60 g。外用:适量。

【用药经验】

①肺结核咳嗽:鲜芭蕉花 60 g,猪肺 250 g,水煎,喝汤食肺。每日 1 剂。

②皮肤瘙痒、搔有红疹:鲜芭蕉果皮,揉烂擦患处。

③中耳炎:取芭蕉油适量,用滴管滴入耳内,每次 2～3 滴。

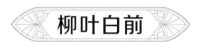

柳叶白前

Liax Lios Nox

【基　　源】萝藦科植物柳叶白前。

【用药部位】全草。

【性　　味】性微温,味甘、辛。

【功　　效】祛风散热、降气止咳。

【用法用量】内服:15～60 g。

【用药经验】

①风湿关节肿痛:柳叶白前 50 g,桑枝、土牛膝各 10 g,五加皮 15 g,水煎服。

②浅表性胃炎:柳叶白前、盘龙参各 30 g,麦冬 15 g,金银花 10 g,水煎服。

③久咳痰中带血:柳叶白前 60 g,仙鹤草、桑白皮各 15 g,百合 20 g,水煎服。

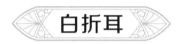

白折耳

Vob Diuk Dlub

【基　　源】三白草科植物白苞裸蒴。

【用药部位】全草。

【性　　味】性平,味苦甘、淡。

【功　　效】清热解毒、补肺利水。

【用法用量】内服:10～30 g。

【用药经验】

①肺痈吐脓:白折耳、红马蹄、野荞麦根各 15 g,水煎服。

②哮喘、咳嗽:白折耳 20 g,千年耗子屎、麻黄各 10 g,水煎服。

③水肿:白折耳、水高粱、车前子各 10 g,水煎服。

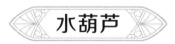

水葫芦

Vob Pob Ghongd

【基　　源】雨久花科植物凤眼莲。

【用药部位】全草。

【性　　味】性寒,味淡。

【功　　效】清热解暑、利尿消肿。

【用法用量】内服:15～30 g。外用:适量。

【用药经验】

①中暑烦渴:水葫芦、野葛根各 30 g,水煎服。

②肾炎水肿:水葫芦、薏苡根、海金沙各 20 g,水煎服。

③风疹:鲜水葫芦适量,捣烂,擦患处。

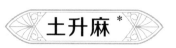

白升麻
Vob Det Dlub

【基　　源】菊科植物三脉紫菀。

【用药部位】全草。

【性　　味】性凉,味苦、辛。

【功　　效】解表除热、拔毒消肿。

【用法用量】内服:15～20 g。

【用药经验】

①风热感冒:白升麻、马鞭草、仙鹤草各 15 g,水煎服。

②气管炎:白升麻根、矮地茶、香薷各 15 g,水煎服。

③高血脂:白升麻、杉皮、野葛根各 15 g,水煎服。

土升麻*
Vob Dliok Nix

【基　　源】石竹科植物白鼓钉。

【用药部位】根。

【性　　味】性温,味苦。

【功　　效】清热解毒、止痢止泻。

【用法用量】内服:5～20 g。外用:适量。

【用药经验】

①毒蛇咬伤:鲜土升麻、鲜一点红各适量,捣烂,敷患处。

②腹泻、痢疾:土升麻 20 g,水煎服。

---

* 此处土升麻与第 203 页土升麻同名,但分属不同科的植物。

③感冒：土升麻、一枝黄花、葛根各 15 g，水煎服。

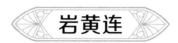

岩黄连

Jab Mal Yangx Zat

【基　　　源】罂粟科植物石生黄连。

【用药部位】全草。

【性　　　味】性凉，味苦。

【功　　　效】清热解毒、利湿止痛。

【用法用量】内服：5～10 g。

【用药经验】

①胃癌、喉癌：岩黄连、八仙草、半边莲、蛇莓各 10 g，水煎服。

②急（慢）性肝炎：岩黄连、木贼、贯众、大乌泡根各 10 g，水煎服。

③痔疮出血：岩黄连、铁包金、苍耳草、仙鹤草各 10 g，水煎服。

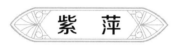

紫　萍

Box Bat

【基　　　源】浮萍科植物紫萍。

【用药部位】全草。

【性　　　味】性寒，味辛、微苦。

【功　　　效】散结消肿、利水、解表。

【用法用量】内服：10～20 g。外用：适量。

【用药经验】

①皮肤瘙痒：紫萍、藿香、透骨香、青蒿各适量，泡醋，取液擦患处。

②水肿：紫萍、向日葵茎髓、徐长卿各 10 g，水煎服。

③疥癣：紫萍适量，晒干研末，菜油调涂患处。

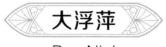

大浮萍

Box Niel

【基　　　源】天南星科植物大藻。

【用药部位】全草。

【性　　味】性寒,味辛。

【功　　效】清热解毒、利水消肿。

【用法用量】内服:15～50 g。外用:适量。

【用药经验】

①麻风病:大浮萍、苍耳草、黑升麻各50 g,水煎服。并按处方加倍水煎,洗全身。

②水火烫伤:大浮萍适量,研末,菜油调擦患处。

③浮肿:大浮萍、水杨柳各10 g,水煎服。

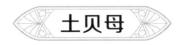

土贝母

Fab Ib Vud

【基　　源】葫芦科植物假贝母。

【用药部位】块茎。

【性　　味】性凉,味苦。

【功　　效】软坚散结、清热化痰。

【用法用量】内服:10～20 g。外用:适量。

【用药经验】

①乳腺癌:土贝母、万年炮、石龙芮、半边莲各适量,捣烂,包患处。

②毒蛇咬伤:土贝母、水指甲各适量,捣汁内服,渣外敷患处。

③痰核:土贝母、虾脊兰、一窝蛆、蛇莓各20 g,水煎服。另取药渣敷患处。

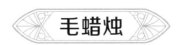

毛蜡烛

Nangx Laf Zuf

【基　　源】香蒲科植物毛蜡烛。

【用药部位】根、花序。

【性　　味】性平,味甘、微辛。

【功　　效】利水消肿、止血化瘀。

【用法用量】内服:10～20 g。外用:适量。

【用药经验】

①小便不利:毛蜡烛根、白茅根、向日葵茎髓各10 g,水煎服。

②产后多汗:毛蜡烛根、阳雀花根、夜寒苏各20 g,炖肉服。

③外伤出血:毛蜡烛花序适量,捣烂,敷患处。

夜寒苏

Kad Diul Lub

【基　　　源】姜科植物黄姜花。

【用药部位】根茎。

【性　　　味】性温,味甘、辛。

【功　　　效】祛风散寒、补虚止汗。

【用法用量】内服:15～30 g。外用:适量。

【用药经验】

①风湿痹痛:夜寒苏、大血藤、岩马桑各 30 g,水煎服。

②消化不良:夜寒苏、隔山消、鸡屎藤各 20 g,水煎服。

③补虚盗汗:夜寒苏、阳雀花根各 30 g,炖肉服。

水杨柳

Det Liax Lios Eb

【基　　　源】大戟科植物水柳。

【用药部位】根、叶。

【性　　　味】性寒,味苦。

【功　　　效】清热解毒、利水消肿。

【用法用量】内服:5～10 g。外用:适量。

【用药经验】

①神经性皮炎:鲜水杨柳适量,折断,取流出液擦患处。

②疮痈肿毒:鲜水杨柳叶适量,捣烂,取汁擦患处。

③肾炎水肿:水杨柳、石菖蒲各 5 g,水煎服。

苕叶细辛

Jab Niux Kab

【基　　　源】马兜铃科植物苕叶细辛。

【用药部位】全草。

【性　　味】性温,味辛。有小毒。

【功　　效】活血止痛、解毒消肿。

【用法用量】内服:5～10 g。水煎服或外用。

【用药经验】

①神经性皮炎:苕叶细辛、断肠菜、五朵云各适量,泡醋,取液擦患处。

②睾丸肿痛:苕叶细辛、小茴香根、八月瓜根各 10 g,水煎服。

③毒蛇咬伤:苕叶细辛、一支箭、犁头草各适量,捣烂,敷患处。

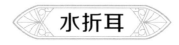

水折耳

Vob Diuk Eb

【基　　源】三白草科植物裸蒟。

【用药部位】全草。

【性　　味】性温,味辛、甘。

【功　　效】解毒消肿、润肺止咳。

【用法用量】内服:15～30 g。

【用药经验】

①九子疡:水折耳、虾脊兰、一窝蛆各 30 g,炖肉服。

②气管炎:水折耳、岩豇豆、岩白菜、矮地茶各 20 g,水煎服。

③肺痈:水折耳、红马蹄草各 20 g,水煎服。

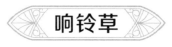

响铃草

Jab Dlangx Rax

【基　　源】豆科植物假地蓝或线叶猪屎豆。

【用药部位】全草。

【性　　味】性温,味苦、辛。

【功　　效】解毒散结、滋补肝肾。

【用法用量】内服:15～50 g。

【用药经验】

①子宫癌、阴道癌:响铃草、排风藤、龙葵、喜树皮、半边莲各 20 g,水煎服。

②膀胱炎:响铃草、地稔、一点红各 20 g,水煎服。

③耳鸣耳聋:响铃草、骨碎补各 50 g,石菖蒲 10 g,水煎服。

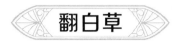

翻白草

Vob Dlub Dub

【基　　源】蔷薇科植物翻白草。

【用药部位】全草。

【性　　味】性平,味苦、涩。

【功　　效】祛风解毒、清热燥湿。

【用法用量】内服:15～30 g。

【用药经验】

①九子疡:翻白草、虾脊兰、水耗子各 20 g,水煎服。

②风湿痹痛:翻白草根、钩藤根、对叉疗药、野梦花根、见血飞各 30 g,泡酒服。

③消渴:翻白草根、大夜关门、小夜关门各 15 g,水煎服。

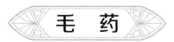

小龙胆草

Jab Xib Ral

【基　　源】龙胆科植物红花龙胆。

【用药部位】全草。

【性　　味】性寒,味苦。

【功　　效】清热解毒、利湿止痛。

【用法用量】内服:10～20 g。

【用药经验】

①肝炎:小龙胆草、六月雪、黄芩、丹参、茵陈各 20 g,水煎服。

②支气管炎:小龙胆草、枇杷花、矮地茶各 15 g,水煎服。

③小儿疳疾:小龙胆草、鹅不食草、地星宿各 15 g,鸡肝适量,蒸熟,吃肝。

毛　药

Jab Ghad Jod

【基　　源】茄科植物红丝线。

【用药部位】根。

【性　　味】性平,味甘、微苦。

【功　　效】祛风利湿、活血补虚。

【用法用量】内服:10～30 g。

【用药经验】

①关节不利:毛药、白当归、软筋藤各 30 g,水煎服。

②体虚:毛药、阳雀花根、土人参各 20 g,水煎服。

③闭经腹痛:毛药、益母草、小血藤、月季花根各 15 g,水煎服。

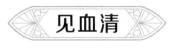

见血清

Jab Ghet Hlod

【基　　源】兰科植物见血青。

【用药部位】全草。

【性　　味】性寒,味苦、辛。

【功　　效】清热解毒、通络散瘀。

【用法用量】内服:10～20 g。外用:适量。

【用药经验】

①毒蛇咬伤:见血清、一点红各适量,捣烂,敷患处。

②脑梗死:见血清、路路通、丹参、云雾草各 15 g,水煎服。

③脑血栓:见血清、钩藤、云雾草、四字通各 15g,水煎服。

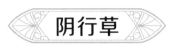

阴行草

Jab Zal Ghad Dlub

【基　　源】玄参科植物阴行草。

【用药部位】全草。

【性　　味】性凉,味苦。

【功　　效】清热利湿、祛瘀止痛。

【用法用量】内服:10～30 g。外用:适量。

【用药经验】

①慢性肝炎:阴行草、六月雪、马蹄金、大乌泡根各 30 g,水煎服。

②水肿:阴行草、车前草、水高粱各 20 g,水煎服。

③外伤出血:阴行草适量,捣烂,敷患处。

刺天茄

Vob Ghob Dliangb

【基　　源】茄科植物刺天茄。

【用药部位】根、果实。

【性　　味】性凉,味苦。有毒。

【功　　效】清热解毒、祛风止痛。

【用法用量】内服:5 ~ 10 g。外用:适量。

【用药经验】

①疝气:刺天茄根、八月瓜根、茴香根各 10 g,水煎服。

②胃痛:刺天茄根、穿心莲、鸡屎藤各 10 g,水煎服。

③神经性皮炎:刺天茄果实适量,泡机油,取液擦患处。

猫　蕨

Jad Faf

【基　　源】紫萁科植物紫萁。

【用药部位】根状茎。

【性　　味】性微寒,味苦。

【功　　效】清热解毒、止血散瘀。

【用法用量】内服:10 ~ 15 g。外用:适量。

【用药经验】

①腮腺炎:猫蕨、土大黄、金银花叶各 10 g,水煎服。

②食用山溪鲵中毒:猫蕨 15 g,水煎服。

③外伤出血:鲜猫蕨适量,捣烂,敷患处。

黑节草

Jab Bangx Rox

【基　　源】茜草科植物脉耳草。

【用药部位】全草。

【性　　味】性温,味辛、微苦。

【功　　效】清热解毒、消炎、利胆。

【用法用量】内服:10～20 g。外用:适量。

【用药经验】

①毒蛇咬伤:黑节草、地耳草各适量,捣烂,敷伤口四周。

②胆囊炎:黑节草、虎杖、郁金、瓜子金各 20 g,水煎服。

③肝炎:黑节草、十大功劳、黄栀子、凤尾草各 20 g,水煎服。

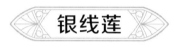

银线莲

Vob Hsongd Dlub

【基　　源】兰科植物斑叶兰。

【用药部位】全草。

【性　　味】性平,味甘、辛。

【功　　效】解毒消肿、润肺补虚。

【用法用量】内服:10～30 g。外用:适量。

【用药经验】

①毒蛇咬伤:银线莲、鬼针草各适量,捣烂,取汁内服,渣包患处。

②咽喉肿痛:银线莲、垂盆草、瓜子金各 20 g,捣烂,开水泡服。

③肾虚阳痿:银线莲、双肾草、五味子、山茱萸、九牛造各 30 g,泡酒服。

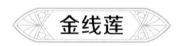

金线莲

Vob Hsongd Fangx

【基　　源】兰科植物金线兰。

【用药部位】全草。

【性　　味】性平,味甘。

【功　　效】祛风除湿、清热凉血。

【用法用量】内服:10～30 g。

【用药经验】

①类风湿性关节炎:金线莲 30 g(后煎)、五香血藤、鸡血藤、观音莲各 30 g,水煎取液,黄酒兑服。

②肾炎:金线莲、黄毛耳草、爬地香、薏苡根各 15 g,水煎服。

③消渴:金线莲、银线莲各 30 g,水煎服。

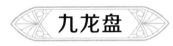

九龙盘

Vob Gheib Bes Git

【基　　源】姜科植物山姜。

【用药部位】根茎。

【性　　味】性温,味辛。

【功　　效】活血通络、温中散寒。

【用法用量】内服:10～20 g。

【用药经验】

①风湿痹痛:九龙盘、爬岩香、透骨香、山苍子根各 20 g,水煎服并洗患处。

②肺虚咳嗽:九龙盘、玉竹、枇杷花各 15 g,冰糖少许,水煎服。

③胃脘冷痛:九龙盘、木姜子、胖血藤各 15 g,水煎服。

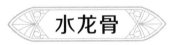

水龙骨

Eb Hsongd Vongx

【基　　源】水龙骨科植物水龙骨。

【用药部位】根茎。

【性　　味】性凉,味苦。

【功　　效】活血通络、清热利湿。

【用法用量】内服:10～30 g。外用:适量。

【用药经验】

①跌打损伤:水龙骨、花蝴蝶、四块瓦、大血藤各 30 g,泡酒服。

②肩周炎:水龙骨、血水草各适量,捣烂,敷患处。

③皮肤瘙痒:水龙骨、千里光、黑升麻各适量,水煎洗。

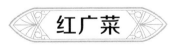

红广菜

Vob Wes Xok

【基　　源】天南星科植物野芋。

【用药部位】块茎。

【性　　味】性寒,味辛。有大毒。

【功　　效】清热解毒、消肿散结。

【用法用量】外用:适量。

【用药经验】

①毒蛇咬伤:红广菜、水慈姑各适量,捣烂,敷伤口四周。

②蜂蜇伤:红广菜适量,捣烂,取汁擦患处。

③疥癣:红广菜适量,磨醋擦患处。

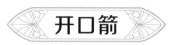

开口箭

Jab Fangf Vud

【基　　源】百合科植物开口箭。

【用药部位】根茎。

【性　　味】性寒,味苦、辛。

【功　　效】清热解毒、祛风除湿、散瘀止痛。

【用法用量】内服:10～30 g。外用:适量。

【用药经验】

①扁桃体炎:开口箭、开喉箭、瓜子金各 10 g,水煎含咽。

②疮痈肿毒:开口箭适量,捣烂,敷患处。

③重伤疼痛:开口箭、透骨草、万年炮、血水草各 30 g,泡酒服。

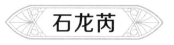

石龙芮

Vob Pot Eb

【基　　源】毛茛科植物石龙芮。

【用药部位】全草。

【性　　味】性寒,味苦、辛。有毒。

【功　　效】清热解毒、消肿散结。

【用法用量】内服:10～30 g。外用:适量。

【用药经验】

①毒蛇咬伤:石龙芮、半边莲各适量,捣烂,敷伤口四周。

②瘰疬:石龙芮、万年青、夏枯草各适量,捣烂,敷患处。

③肺癌、食管癌:石龙芮、排风藤、漆姑草各 30 g,水煎服。

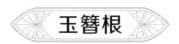

玉簪根

Vob Ghongx Hmid

【基　　源】百合科植物玉簪。

【用药部位】根茎。

【性　　味】性寒,味苦、辛。有小毒。

【功　　效】清热解毒、消肿散结。

【用法用量】外用:适量。

【用药经验】

①九子疡:玉簪根适量,醋少许,捣烂,敷患处。

②恶疮肿毒:玉簪根、千年耗子屎、黄瓜香各适量,捣烂,敷患处。

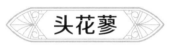

头花蓼

Dlob Dongd Xok

【基　　源】蓼科植物头花蓼。

【用药部位】全草。

【性　　味】性平,味苦、辛。

【功　　效】活血化瘀、清热利湿。

【用法用量】内服:10 ~ 30 g。外用:适量。

【用药经验】

①跌打损伤:头花蓼、捶不烂、见血飞、山栀茶各 30 g,泡酒服。

②肠炎、痢疾:头花蓼、仙鹤草、三月泡根各 15 g,水煎服。

③腮腺炎:头花蓼、射干各适量,捣烂,敷患处。

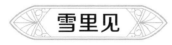

雪里见

Jab Mid Hob

【基　　源】天南星科植物雪里见。

【用药部位】根茎。

【性　　味】性温,味辛。有毒。

【功　　效】祛风除湿、解毒止痛。

【用法用量】内服:1 ~ 2 g。外用:适量。

【用药经验】

①风湿麻木:雪里见、雷公藤、八角枫、红禾麻、血水草各适量,泡酒擦患处。

②胃病:鲜雪里见适量,置于红火灰里烧熟,研细,水送服,每次 1 ~ 2 g。

③牙痛:雪里见、毛茛、独角莲各适量,泡酒擦患处。

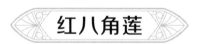

仙人架桥

Hub Xongx Zat

【基　　源】铁角蕨科植物长叶铁角蕨。

【用药部位】全草。

【性　　味】性凉,味辛、苦。

【功　　效】活血化瘀、止咳化痰。

【用法用量】内服:10 ~ 20 g。外用:适量。

【用药经验】

①骨折:仙人架桥、玉枇杷、棯根皮各适量,捣烂,包于患处。

②水火烫伤:仙人架桥适量,研末,鸡蛋清调敷患处。

③痰多咳嗽:仙人架桥、矮地茶、桔梗、栝楼各 20 g,水煎服。

红八角莲

Jab Gangb Kuk Eb Xok

【基　　源】秋海棠科植物周裂秋海棠。

【用药部位】根茎。

【性　　味】性寒,味微酸。

【功　　效】清热解毒、散瘀消肿。

【用法用量】内服:10 ~ 20 g,或捣汁。外用:适量。

【用药经验】

①毒蛇咬伤:红八角莲、一点血各适量,捣烂取汁服,渣敷患处。

②骨髓炎:红八角莲、铁包金、金樱子根、十大功劳各 20 g,水煎服。

③劳伤腰痛:红八角莲、竹节人参、岩马桑各 20 g,酒泡服。

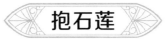

狗肉香

Vob Hseb Dlad

【基　　源】唇形科植物留兰香。

【用药部位】全草。

【性　　味】性微温,味辛。

【功　　效】疏风清热、解毒和中、理气止痛。

【用法用量】内服:10～30 g。外用:适量。

【用药经验】

①皮肤瘙痒:狗肉香、红花椒、黑升麻各适量,泡醋擦患处。

②鼻炎:鲜狗肉香、鲜鹅不食草,揉烂,塞鼻孔内。

③感冒发烧:狗肉香、青蒿、紫苏各 20 g,水煎服。

还魂草

Ghek Zat

【基　　源】卷柏科植物垫状卷柏。

【用药部位】全草。

【性　　味】性平,味辛。

【功　　效】活血通经、止血化瘀。

【用法用量】内服:10～20 g。

【用药经验】

①痔疮出血:还魂草、仙鹤草、升麻各 10 g,水煎服。

②肺痈:还魂草、十大功劳、生首乌各 20 g,水煎服。

③血瘀闭经:还魂草(炒)、小血藤、月季花根各 20 g,水煎服。

抱石莲

Bas Ghok Zat

【基　　源】水龙骨科植物抱石莲。

【用药部位】全草。

【性　　味】性平,味苦。

【功　　效】清热解毒、利水通淋。

【用法用量】内服:10～20 g。外用:适量。

【用药经验】

①骨髓炎:抱石莲、三白草、奶浆藤各适量,捣烂,敷患处。

②胆结石:抱石莲、金钱草、化石草、虎杖各 20 g,水煎服。

③小便淋涩:抱石莲、白茅根、玉米须各 15 g,水煎服。

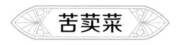

苦荬菜

Vob Yongx Ib

【基　　源】菊科植物苦荬菜。

【用药部位】全草。

【性　　味】性寒,味苦、辛。

【功　　效】清热解毒、散结消肿。

【用法用量】内服:10～20 g。外用:适量。

【用药经验】

①毒蛇咬伤:苦荬菜适量,捣烂,敷伤口四周。

②甲沟炎:苦荬菜、野烟叶各适量,捣烂,敷患处。

③痔疮:苦荬菜、苍耳草各 20 g,水煎服并洗患处。

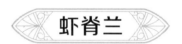

虾脊兰

Vob Jex Sangx

【基　　源】兰科植物虾脊兰。

【用药部位】根茎。

【性　　味】性寒,味苦、辛。

【功　　效】清热解毒、消肿散结。

【用法用量】内服:10～30 g。

【用药经验】

①痔疮、脱肛:虾脊兰、升麻、八仙草各 20 g,水煎服并洗患处。

②九子疡:虾脊兰、夏枯草、土茯苓各 20 g,水煎服。

③肺气肿:虾脊兰、石韦、水高粱各 30 g,水煎服。

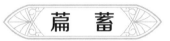

地刷把

Heb Ral Bad

【基　　源】石松科植物扁枝石松。

【用药部位】全草。

【性　　味】性温,味苦、辛。

【功　　效】祛风除湿、舒筋活络。

【用法用量】内服:20～30 g。

【用药经验】

①风湿痹痛:地刷把、排风藤、枫荷梨、桑寄生、南蛇藤各 30 g,泡酒服。

②筋骨僵硬:地刷把、常春藤、海金沙、红禾麻各 30 g,水煎洗。

③骨质疏松:地刷把、杜仲、五加皮、黄精各 20 g,水煎服。

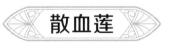

萹　蓄

Vob Ghab Cab Hlod

【基　　源】蓼科植物萹蓄。

【用药部位】全草。

【性　　味】性寒,味苦。

【功　　效】利水通淋、解毒止痒。

【用法用量】内服:10～30 g。外用:适量。

【用药经验】

①尿路结石:萹蓄、金钱草、车前草各 30 g,水煎服。

②血尿:萹蓄、白茅根、仙鹤草各 15 g,水煎服。

③外阴瘙痒:萹蓄、苍耳草、苦参各适量,水煎洗。

散血莲

Ghab Hvob Eb

【基　　源】裸子蕨科植物凤丫蕨。

【用药部位】根茎。

【性　　味】性凉,味辛、微苦。

【功　　效】清热利湿、散血止痛。

【用法用量】内服:10~30 g。

【用药经验】

①风湿性关节炎:散血莲、牛膝、排风藤、大风藤各 30 g,泡酒服。

②脑梗死:散血莲、云雾草、见血清各 15 g,酒、水各半煎服。

③闭经腹痛:散血莲、花蝴蝶、小血藤各 20 g,酒、水各半煎服。

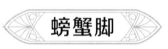

金鸡脚

Hvob Lob Gheib

【基　　源】水龙骨科植物金鸡脚。

【用药部位】全草。

【性　　味】性凉,味甘、苦。

【功　　效】清热解毒、利尿通淋。

【用法用量】内服:10~30 g。

【用药经验】

①咽喉肿痛:金鸡脚、瓜子金各 10 g,水煎服。

②小儿惊风:金鸡脚、瓜子金、十万错各 10 g,水煎服。

③尿路结石:金鸡脚、化石草、车前草各 30 g,水煎服。

螃蟹脚

Gut Gangb Diob

【基　　源】桑寄生科植物栗寄生。

【用药部位】枝条。

【性　　味】性温,味苦、辛。

【功　　效】舒筋活络、降血压、除湿。

【用法用量】内服:10~30 g。

【用药经验】

①风湿关节痛:螃蟹脚、大风藤、排风藤各 20 g,水煎服。

②慢性肝炎:螃蟹脚、六月雪、黑节草各 20 g,水煎服。

③癫痫:螃蟹脚、母猪藤、南瓜藤各 15 g,水煎服。

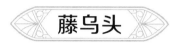

藤乌头

Bas Hfud Nangl

【基　　源】毛茛科植物瓜叶乌头或拳距瓜叶乌头。

【用药部位】根。

【性　　味】性温,味辛、苦。有毒。

【功　　效】祛风除湿、消肿止痛。

【用法用量】内服:0.5~10 g。外用:适量。

【用药经验】

①骨折疼痛:藤乌头 1 个,一枝蒿 10 g,酒 500 mL,泡服,每次 10 mL。

②坐骨神经痛:藤乌头、地下明珠、血水草、万年炮、苕叶细辛各 10 g,泡酒擦患处。

③疮痈肿毒:藤乌头适量,磨水擦患处。

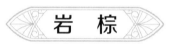

岩　棕

Hsob Zat

【基　　源】百合科植物毛叶藜芦。

【用药部位】根及根茎。

【性　　味】性寒,味苦、辛。有毒。

【功　　效】解毒止痛、涌吐化痰。

【用法用量】内服:0.3~0.6 g。外用:适量。

【用药经验】

①跌打骨折疼痛:岩棕、野阳荷、万年炮、开口箭、血水草各适量,泡酒擦患处。

②皮肤癌:岩棕、黄药子各适量,捣烂,包于患处。

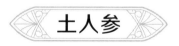

土人参

Vob Eb Bens

【基　　源】马齿苋科植物栌兰。

【用药部位】根。

【性　　味】性平,味甘、淡。

【功　　效】补气补虚、调经止汗。

【用法用量】内服:30～50 g。

【用药经验】

①病后虚弱:土人参、四叶参、泡参各 30 g,炖肉服。

②产后乳少:土人参、党参、阳雀花根各 30 g,炖猪蹄服。

③自汗、盗汗:土人参、夜寒苏各 50 g,水煎服。

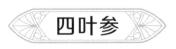

毛青杠

Jil Xongx Zat

【基　　源】紫金牛科植物江南紫金牛。

【用药部位】全株。

【性　　味】性平,味苦、辛。

【功　　效】祛风除湿、解毒止痛。

【用法用量】内服:10～20 g。

【用药经验】

①风湿痹痛:毛青杠、红禾麻、大风藤、青风藤各 20 g,酒泡服。

②肠炎、痢疾:毛青杠、白头翁、三月泡根各 10 g,水煎服。

③产后闭经:毛青杠、小贯众、千年矮叶各 15 g,水煎服。

四叶参

Bas Eb Wel

【基　　源】桔梗科植物羊乳。

【用药部位】根。

【性　　味】性温,味甘、辛。

【功　　效】益气养阴、解毒消肿。

【用法用量】内服:10～20 g。外用:适量。

【用药经验】

①产后体虚:四叶参、沙参、血人参各 15 g,水煎服。

②乳痈:四叶参、蒲公英、木姜花各 15 g,水煎服。另取药渣敷患处。

③瘰疬:四叶参、虾脊兰各适量,捣烂,敷患处。

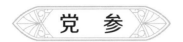

党 参

Hlat Eb Wel

【基　　源】桔梗科植物党参、素花党参、川党参。

【用药部位】根。

【性　　味】性平,味甘。

【功　　效】补中益气、润肺生津。

【用法用量】内服:10～30 g。

【用药经验】

①病后体虚:党参、当归、阳雀花根各 30 g,炖肉服。

②乳汁不足:党参、天麻、南瓜根、阳雀花根各 30 g,水煎服。

③肺虚咳嗽:党参、玉竹、万寿竹、白折耳各 30 g,水煎服。

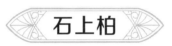

石上柏

Hvob Ral Zat

【基　　源】卷柏科植物深绿卷柏。

【用药部位】全草。

【性　　味】性凉,味微苦、涩。

【功　　效】清热解毒、消肿止痛。

【用法用量】内服:10～30 g。外用:适量。

【用药经验】

①蜂蜇伤:鲜石上柏适量,捣烂,敷患处。

②肺癌、鼻咽癌:石上柏、漆姑草、半枝莲、魔芋花各 15 g,水煎服。

③子宫肌瘤:石上柏、八仙草、败酱草、皂角菌各 15 g,水煎服。

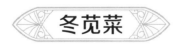

冬苋菜

Vob Lef Lax

【基　　源】锦葵科植物野葵、冬葵。

【用药部位】种子、叶、根。

【性　　味】性寒,味甘。

【功　　效】利水通淋、滑肠下乳、清热解毒。

【用法用量】内服:10~30 g。外用:适量。

【用药经验】

①淋病:冬苋菜籽、小石韦根、七星剑根各 30 g,水煎服。

②乳腺炎:冬苋菜叶、蒲公英叶各适量,捣烂,敷患处。

③乳汁不下:冬苋菜根、党参、地瓜藤各 20 g,炖猪脚服。

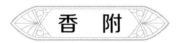

香　附

Nangx Songb Bat

【基　　源】莎草科植物香附子。

【用药部位】根茎。

【性　　味】性平,味辛、微苦。

【功　　效】调经止痛、行气解郁。

【用法用量】内服:6~10 g,或入散剂。外用:适量。

【用药经验】

①月经不调:香附、桃仁、红花各 10 g,水煎服。

②胃痛:香附、青木香、地苦胆各适量,共研为末,水送服。每次 2 g,每日 3 次。

③扁平疣:香附、鸦胆子、无娘藤各适量,泡酒擦患处。

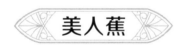

美人蕉

Kad Bangx Dliangb

【基　　源】美人蕉科植物美人蕉。

【用药部位】根茎。

【性　　味】性凉,味甘、微苦。

【功　　效】解毒调经、清热利水。

【用法用量】内服:10~20 g。

【用药经验】

①带下过多:美人蕉、爵床、椿树皮各 15 g,水煎服。

②子宫脱垂:美人蕉、升麻、臭牡丹根各 20 g,水煎服。

③高血压:美人蕉、夏枯草、鬼针草各 10 g,水煎服。

粉背蕨

Hveb Dlub Dub

【基　　源】中国蕨科植物粉背蕨。

【用药部位】全草。

【性　　味】性平,味甘、辛。

【功　　效】解毒消肿、活血调经。

【用法用量】内服:10～30 g。

【用药经验】

①尿路感染:粉背蕨、车前草、白茅根、六月雪各 20 g,水煎服。

②子宫内膜炎:粉背蕨、地稔、云雾草各 15 g,水煎服。

③月经不调:粉背蕨、小血藤、活血丹各 30 g,水煎服。

郎鸡草

Hveb Ghab Gheib

【基　　源】里白科植物铁芒箕。

【用药部位】全草。

【性　　味】性平,味甘、苦。

【功　　效】活血化瘀、解毒消肿。

【用法用量】外用:适量。

【用药经验】

①外伤出血:郎鸡草适量,捣烂,敷患处。

②水火烫伤:郎鸡草适量,研末,桐油调涂患处。

③阴部湿痒:郎鸡草适量,水煎洗。

一柱香

Vob Ghed Rox

【基　　源】茜草科植物一柱香。

【用药部位】全草。

【性　　味】性凉,味苦、辛。

【功　　效】清热解毒、泻火消疳。

【用法用量】内服:5～20 g。

【用药经验】

①前列腺炎:一柱香、棕树子、黄姜各 15 g,水煎服。

②感冒高热:一柱香、马鞭草、鱼鳅串各 20 g,水煎服。

③小儿疳积:一柱香、鸡屎藤各 5 g,共研为末,入鸡蛋液中搅匀,蒸熟吃。

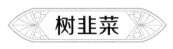

树韭菜

Vob Nix Det

【基　　源】书带蕨科植物矮叶书带蕨。

【用药部位】全草。

【性　　味】性温,味苦。

【功　　效】活血止痛、清热利湿。

【用法用量】内服:10～20 g。外用:适量。

【用药经验】

①闭经:树韭菜、花蝴蝶、小血藤各 15 g,水煎服。

②骨折:树韭菜、楤木根皮、玉枇杷各适量,捣烂,包于患处。

③小便淋涩:树韭菜、木贼、白茅根各 20 g,水煎服。

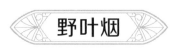

野叶烟

Vob Yenb

【基　　源】桔梗科植物西南山梗菜。

【用药部位】全草。

【性　　味】性平,味辛、微苦。有大毒。

【功　　效】清热解毒、杀虫止痒。

【用法用量】内服:10～30 g。外用:适量。

【用药经验】

①对口疮:野叶烟、桃叶各适量,捣烂,敷患处,留口排脓。

②皮肤瘙痒:野叶烟、千里光各适量,水煎洗。

③肠痈:野叶烟、野荞麦各 30 g,水煎服。

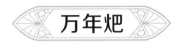

万年炈

Zend Kod Vud

【基　　源】凤仙花科植物块节凤仙花。

【用药部位】块根。

【性　　味】性温,味辛。

【功　　效】祛风除湿、消肿止痛。

【用法用量】内服:10～30 g。外用:适量。

【用药经验】

①类风湿性关节炎:万年炈、雷公藤、八角枫、威灵仙、南蛇藤、岩五加各 30 g,泡酒服。

②乳腺增生:万年炈、生扯拢、木芙蓉叶各 20 g,水煎服。

③腹部包块:万年炈、山乌龟、血水草各适量,龙脑少许,捣烂,包患处。

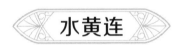

水黄连

Jab Mal Yangx Eb

【基　　源】毛茛科植物短梗箭头唐松草或盾叶唐松草。

【用药部位】全草。

【性　　味】性寒,味苦。

【功　　效】清热解毒、利湿消肿。

【用法用量】内服:10～20 g。

【用药经验】

①痔疮:水黄连、苍耳草、仙鹤草各 15 g,水煎服。

②黄疸:水黄连、黄栀子、茵陈、六月雪各 20 g,水煎服。

③蛔虫腹痛:水黄连、兰花根各 20 g,水煎服。

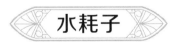

水耗子

Jab Box Ongd

【基　　源】毛茛科植物天葵。

【用药部位】根茎。

【性　　味】性寒,味甘、咸。

【功　　效】补虚止咳、消肿止痛。

【用法用量】内服:20～50 g。

【用药经验】

①体虚:水耗子、土人参各 50 g,炖肉服。

②咳嗽痰中带血:水耗子、一朵云、仙鹤草各 20 g,水煎服。

③哮喘:水耗子、金丝桃、地马蜂各 30 g,水煎服。

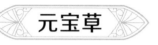

元宝草

Vob Qangb Qik

【基　　源】藤黄科植物元宝草。

【用药部位】全草。

【性　　味】性平,味苦、辛。

【功　　效】消肿解毒、通经活络。

【用法用量】内服:10～30 g。

【用药经验】

①风火牙痛:元宝草、算盘子叶、金银花各 15 g,水煎含咽。

②闭经:元宝草、益母草、花蝴蝶各 20 g,水煎服。

③风湿痹痛:元宝草、牛膝、大风藤、鸡血藤各 30 g,水煎服。

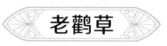

老鹳草

Jab Ghab Ngenx

【基　　源】牻牛儿苗科老鹳草。

【用药部位】全草。

【性　　味】性平,味苦、辛。

【功　　效】清热解毒、祛风除湿。

【用法用量】内服:10～30 g。

【用药经验】

①肠炎、痢疾:老鹳草、仙鹤草、凤尾草各 20 g,水煎服。

②扭伤:老鹳草、岩马桑、花蝴蝶各 30 g,水煎服。

③瘫痪:老鹳草、五匹风、排风藤各 10 g,水煎服。

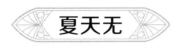

夏天无

Vob Bangx Nes

【基　　源】罂粟科植物伏生紫堇。
【用药部位】块茎。
【性　　味】性温,味辛、苦。
【功　　效】活血止痛、祛风、行气。
【用法用量】内服:3～15 g。
【用药经验】
①高血压:夏天无、钩藤、夏枯草、鬼针草各 10 g,水煎服。
②偏瘫:夏天无 5 g 研,末,水送服。
③风湿痹痛:夏天无 3 g,研末水送服。

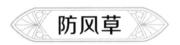

防风草

Vob Baf Jit

【基　　源】唇形科植物广防风。
【用药部位】全草。
【性　　味】性温,味苦、微辛。
【功　　效】清热解毒、祛风除湿。
【用法用量】内服:15～30 g。
【用药经验】
①肾炎:防风草、海金沙、六月雪各 30 g,水煎服。
②高血压:防风草、钩藤、鬼针草各 30 g,水煎服。
③风湿痹痛:防风草、大风藤、扶芳藤、常春藤、追风伞各 15 g,水煎服。

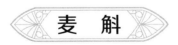

麦　斛

Def Vib Zat

【基　　源】兰科植物一挂鱼。

【用药部位】全草。

【性　　味】性凉,味辛、甘。

【功　　效】养阴清热、除烦安神。

【用法用量】内服:10~30 g。

【用药经验】

①慢性咽炎:麦斛 30 g,开喉箭枝叶、麦冬、金银花各 10 g,水煎服。

②口腔炎:麦斛 30 g,玄参、淡竹叶各 10 g,水煎服。

③眩晕:麦斛 30 g,蓝布正、钩藤、天麻各 10 g,水煎服。

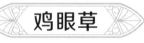

水皂角

Vob Def Nes

【基　　源】豆科植物豆茶决明。

【用药部位】全草。

【性　　味】性平,味甘、微苦。

【功　　效】清热利湿、消肿散结。

【用法用量】内服:10~25 g。

【用药经验】

①小便不利:水皂角、车前草、白茅根各 10 g,水煎服。

②胆囊炎:鲜水皂角 25 g,水煎服。

③小儿疳积:水皂角、鸡屎藤各 20 g,水煎服。

鸡眼草

Vob Mais Gheib

【基　　源】豆科植物鸡眼草。

【用药部位】全草。

【性　　味】性平,味苦。

【功　　效】清热利湿、消积止痢。

【用法用量】内服:10~30 g。

【用药经验】

①夜盲症:鸡眼草、松针各 30 g,水煎服。

②小儿疳积:鸡眼草、小夜关门、六月雪、鸡屎藤各 10 g,水煎服。

③赤白痢疾:鸡眼草、凤尾草各 30 g,水煎服。

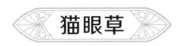

猫眼草

Vob Mais Mob

【基　　源】大戟科植物猫眼草。

【用药部位】全草。

【性　　味】性寒,味苦。有毒。

【功　　效】杀虫解毒、行水散结、镇咳祛痰。

【用法用量】内服:5 ~ 20 g。外用:适量。

【用药经验】

①神经性皮炎:猫眼草、苕叶细辛各适量,泡酒擦。

②肺痨:猫眼草、水折耳、葎草花各 15 g,水煎服。

③肝硬化腹水:猫眼草、腹水草、水高粱各 20 g,水煎服。

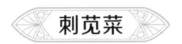

刺苋菜

Vob Gis Bul

【基　　源】苋科植物刺苋。

【用药部位】全草。

【性　　味】性凉,味甘、微苦。

【功　　效】清热利湿、解毒消肿。

【用法用量】内服:30 ~ 100 g。外用:适量。

【用药经验】

①痔疮:刺苋菜、苍耳草各适量,水煎熏洗。

②甲状腺肿大:鲜刺苋菜 100 g,猪瘦肉 100 g,炖服,吃肉喝汤。

③胆囊炎:刺苋菜、排风藤各 30 g,水煎服。

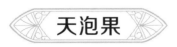

天泡果

Vob Vux Deib

【基　　源】茄科植物小果酸浆。

【用药部位】全草。

【性　　味】性寒,味苦。

【功　　效】清热解毒、利湿祛痰。

【用法用量】内服:10～30 g。

【用药经验】

①睾丸炎:天泡果 30 g,小夜关门 20 g,水煎服。

②咽喉肿痛:天泡果、开喉箭、瓜子金各 10 g,水煎服。

③肝炎:天泡果、黑节草、木贼各 15 g,水煎服。

天鹅抱蛋

Hveb Deik Zat

【基　　源】肾蕨科植物肾蕨。

【用药部位】根茎、全草。

【性　　味】性凉,味淡、微涩。

【功　　效】清热利湿、软坚散结。

【用法用量】内服:10～30 g。外用:适量。

【用药经验】

①睾丸炎:天鹅抱蛋根茎 30 g,三颗针、穿心莲各 10 g,水煎服。

②乳腺炎:天鹅抱蛋全草、蒲公英各 15 g,水煎服。

③中耳炎:鲜天鹅抱蛋适量,捣烂,取汁滴耳。

猪鬃草

Heb Ghab Raf

【基　　源】铁线蕨科植物铁线蕨。

【用药部位】全草。

【性　　味】性凉,味苦。

【功　　效】清热解毒、利水通淋。

【用法用量】内服:15～30 g。

【用药经验】

①前列腺炎:猪鬃草、仙人架桥、黄姜各 20 g,水煎服。

②乳糜尿:猪鬃草、三白草、蒲黄根各 15 g,水煎服。

③遗精:猪鬃草、金樱根、臭牡丹根各 30 g,水煎服。

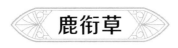

鹿衔草

Vob Qut Lid

【基　　源】鹿蹄草科植物鹿蹄草。

【用药部位】全草。

【性　　味】性温,味苦、甘。

【功　　效】温经通络、祛风除湿。

【用法用量】内服:10 ~ 30 g。

【用药经验】

①风湿痹痛:鹿衔草、排风藤、大风藤各 20 g,水煎服。

②肺痨:鹿衔草、三白草、十大功劳各 20 g,水煎服。

③崩漏:鹿衔草 30 g,仙鹤草、地榆各 15 g,水煎服。

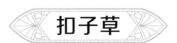

扣子草

Vob Ghab Nis Wed

【基　　源】桔梗科植物铜锤玉带草。

【用药部位】全草(扣子草)、果实(地茄子)。

【性　　味】扣子草:性平,味辛、苦。地茄子:性温,味甘、辛。

【功　　效】扣子草:祛风利湿、活血散瘀。地茄子:补虚温肾、顺气。

【用法用量】内服:扣子草 10 ~ 30 g,地茄子 10 ~ 20 g。

【用药经验】

①风湿痹痛:扣子草、刺三加、鸡血藤各 30 g,水煎服。

②遗精:扣子草、五味子、金樱子各 10 g,水煎服。

③眼睛红肿:鲜地茄子适量,捣烂,取汁擦患处。

④肾虚阳痿:地茄子、仙茅、臭牡丹根各 15 g,水煎服。

⑤病后阳虚:地茄子、花蝴蝶各 20 g,水煎服。

⑥疝气:地茄子、八月瓜、茴香根各 15 g,水煎服。

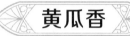

黄瓜香

Vob Fab Ghat

【基　　源】堇菜科植物紫花堇菜。

【用药部位】全草。

【性　　味】性平,味微苦。

【功　　效】清热解毒、散瘀生肌。

【用法用量】外用:适量。

【用药经验】

①巴骨癀:黄瓜香、一点红各适量,捣烂,敷患处。

②疮毒肿痛:黄瓜香、芙蓉叶各适量,捣烂,敷患处。

③骨折:黄瓜香、泽兰、接骨丹、檧根皮各适量,捣烂,加酒糟包于患处。

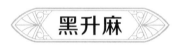

黑升麻

Jab Ghab Nex Mangx

【基　　源】菊科植物糙叶斑鸠菊。

【用药部位】根。

【性　　味】性温,味辛、甘。

【功　　效】清热利湿、升阳发汗。

【用法用量】内服:15～25 g。外用:适量。

【用药经验】

①痱子:黑升麻 20 g,水煎服。另取适量煎水擦患处。

②皮肤瘙痒:黑升麻、千里光、金奶花藤叶各适量,水煎洗。

③寒湿:黑升麻、紫苏叶各 15 g,水煎服。

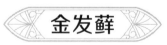

金发藓

Jab Ghab Hsob Jib

【基　　源】金发藓科植物金发藓。

【用药部位】全草。

【性　　味】性寒,味甘。

【功　　效】滋阴敛汗、凉血止血。

【用法用量】内服:10～15 g。外用:适量。

【用药经验】

①体虚盗汗:金发藓 10 g,藤萝根、夜寒苏各 20 g,水煎服。

②肺痨吐血:金发藓、仙鹤草、大蓟各 15 g,水煎服。

③结膜炎:金发藓、三颗针各适量,水煎洗。

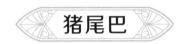

猪尾巴

Ghab Daid Bat

【基　　源】紫草科植物琉璃草。

【用药部位】全草。

【性　　味】性平,味甘、酸。

【功　　效】清热利湿、散瘀止血。

【用法用量】内服:10～30 g。

【用药经验】

①病后体虚:猪尾巴、土人参、百尾笋各 30 g,炖肉服。

②扁桃体炎:猪尾巴、开喉箭各 20 g,水煎含咽。

③下肢溃疡:猪尾巴、一点红各适量,水煎洗。

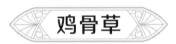

鸡骨草

Nangx Hsongd Gheib

【基　　源】豆科植物广州相思子。

【用药部位】全株。

【性　　味】性平,味甘。

【功　　效】清热利湿、止咳镇痛。

【用法用量】内服:30～50 g。

【用药经验】

①劳伤疼痛:鸡骨草、捶不烂、花蝴蝶各 30 g,泡酒服。

②劳伤咳嗽:鸡骨草、矮地茶各 30 g,水煎服。

③湿热黄疸:鸡骨草、地耳草各 30 g,水煎服。

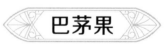

四块瓦

Jab Jex Liux

【基　　源】金粟兰科植物宽叶金粟兰。

【用药部位】全草。

【性　　味】性凉,味辛。有毒。

【功　　效】清热解毒、散瘀止痛。

【用法用量】内服:10～30 g。外用:适量。

【用药经验】

①蛇咬伤:四块瓦、一枝黄花各适量,捣烂,敷伤口四周。

②肺痨:四块瓦、九龙盘、十大功劳各 20 g,水煎服。

③劳伤腰痛:四块瓦、五加皮、大血藤各 30 g,泡酒服。

木姜花

Bangx Jangl

【基　　源】唇形科植物野香草。

【用药部位】叶。

【性　　味】性凉,味辛。

【功　　效】清热解毒、解表通窍。

【用法用量】内服:5～15 g。外用:适量。

【用药经验】

①疔疮:木姜花、犁头草各适量,捣烂,敷患处。

②咽炎:木姜花、薄荷、瓜子金各 10 g,开水泡,待温含咽。

③伤风感冒:木姜花、鹅不食草各适量,捣烂,捏成小团塞鼻孔内。

巴茅果

Nangx Ghab Bob

【基　　源】禾本科植物五节芒。

【用药部位】叶鞘内的虫瘿。

【性　　味】性温,味辛。

【功　　效】发表顺气、活血散瘀。

【用法用量】内服:10～30 g。

【用药经验】

①小儿麻疹透:巴茅果、芫荽各 10 g,水煎服。

②小儿疝气:巴茅果、臭牡丹花、茴香根各 20 g,水煎服。

③月经不调:巴茅果、小血藤、益母草各 20 g,水煎服。

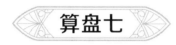

算盘七

Vob Gangb Dul

【基　　源】蓼科植物支柱蓼。

【用药部位】根茎。

【性　　味】性平,味苦、涩。

【功　　效】理气止痛、活血化瘀。

【用法用量】内服:10～15 g,或入散剂。

【用药经验】

①胃痛:算盘七、破骨七、青木香各适量,共研为末,水送服。每次 3 g,每日 3 次。

②胃溃疡:算盘七、野荞麦、鸡屎藤各 15 g,水煎服。

③脱肛:算盘七、升麻、党参各 15 g,水煎服。

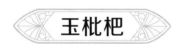

玉枇杷

Vob Bob Hsangd

【基　　源】菊科植物白子菜。

【用药部位】全草。

【性　　味】性寒,味甘、淡。有小毒。

【功　　效】活血散瘀、消肿止痛。

【用法用量】内服:20～30 g。外用:适量。

【用药经验】

①骨折:玉枇杷、花蝴蝶、接骨丹各适量,捣烂,加酒炒热敷患处。

②风湿性关节炎:玉枇杷、大风藤、排风藤、牛膝各 30 g,泡酒服。

③乳腺炎:玉枇杷、蒲公英、黄瓜香各适量,捣烂,敷患处。

地蜂子

Vob Gangb Nux

【基　　源】蔷薇科植物三叶委陵菜或中华三叶委陵菜。

【用药部位】根。

【性　　味】性凉,味苦、涩。

【功　　效】清热解毒、止泻止痢。

【用法用量】内服:5~10g,或入散剂。外用:适量。

【用药经验】

①蛇咬伤后余毒未尽:地蜂子适量,磨醋擦患处。

②痢疾、泄泻:地蜂子、仙鹤草、土升麻各10g,水煎服。

③胃痛:地蜂子、海螵蛸各适量,共研为末,水送服。每次3g,每日3次。

杏香兔耳风

Vob Gangb Ned

【基　　源】菊科植物杏香兔耳风。

【用药部位】全草。

【性　　味】性温,味甘。

【功　　效】利水消肿、解毒软坚。

【用法用量】内服:10~50g。外用:适量。

【用药经验】

①瘩背:鲜杏香兔耳风适量,捣烂,敷患处。

②九子疡:鲜杏香兔耳风适量,捣烂,敷患处。

③水肿、臌胀:杏香兔耳风、水高粱各50g,水煎服。

鸡爪参

Vob Lob Gheib Bil

【基　　源】百合科植物钝叶算盘七。

【用药部位】根。

【性　　味】性温,味甘。

【功　　效】消肿解毒、补虚盗汗。

【用法用量】内服:20～50 g。外用:适量。

【用药经验】

①久治不愈的疮:鸡爪参 50 g,炖肉服。

②伤口久不收口:鸡爪参适量,捣烂,敷患处。

③虚弱盗汗:鸡爪参、夜寒苏各 30 g,炖肉服。

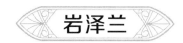

岩泽兰

Jab Jex Liux Zat

【基　　源】茜草科植物蛇根草。

【用药部位】全草。

【性　　味】性平,味淡。

【功　　效】活血散瘀、补气养血。

【用法用量】内服:10～30 g。外用:适量。

【用药经验】

①跌打骨折:岩泽兰、岩马桑、花蝴蝶各 30 g,泡酒服。另用鲜岩泽兰适量,捣烂,包于患处。

②利器割伤:岩泽兰叶适量,捣烂,包患处。

③气血不足:岩泽兰、藤萝根、臭牡丹根、大血藤各 15 g,酒、水各半煎服。

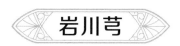

岩川芎

Vob Jex Zat

【基　　源】伞形科植物蕨叶藁本。

【用药部位】根。

【性　　味】性温,味辛、微苦。

【功　　效】祛风除湿、温中散寒。

【用法用量】内服:10～20 g。

【用药经验】

①风湿痹痛:岩川芎、大风藤、五花血藤、铁包金、半枫荷各 20 g,泡酒服。

②小儿惊风:岩川芎、瓜子金、十万错各 10 g,水煎服。

③风寒感冒:岩川芎、防风、荆芥各 10 g,水煎服。

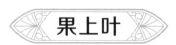

果上叶

Ghab Nex Zend Gid Waix

【基　　源】兰科植物密花石豆兰。

【用药部位】全草。

【性　　味】性凉,味甘、涩。

【功　　效】清热止咳、调经止痛。

【用法用量】内服:10 ~ 30 g。

【用药经验】

①肺热咳嗽:果上叶、桔梗、黄栀子各 15 g,水煎服。

②支气管炎:果上叶、岩白菜、岩豇豆、云雾草各 10 g,水煎服。

③月经不调:果上叶、仙鹤草、益母草各 30 g,水煎服。

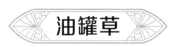

油罐草

Jab Zal Ghad Dlub

【基　　源】椴树科植物长蒴黄麻。

【用药部位】全草。

【性　　味】性平,味甘。

【功　　效】疏风、利湿、止咳。

【用法用量】内服:10 ~ 30 g。

【用药经验】

①伤风感冒:油罐草、马鞭草、毛冬青各 10 g,水煎服。

②虚弱:油罐草、白补药、岩豆藤各 20 g,水煎服。

③痢疾:油罐草、三月泡根各 30 g,水煎服。

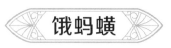

饿蚂蟥

Qiangb Dliuk Det

【基　　源】豆科植物饿蚂蟥。

【用药部位】全株。

【性　　味】性温,味涩。

【功　　效】补虚、活血止痛。

【用法用量】内服:10～20 g。

【用药经验】

①肺结核咳嗽:饿蚂蟥、山栀茶根皮各 20 g,水煎服。

②喘咳:饿蚂蟥、千年耗子屎、岩豇豆各 15 g,水煎服。

③小儿蛔虫:饿蚂蟥、兰花根各 10 g,水煎服。

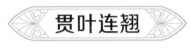

贯叶连翘

Jab Bangx Fangx Hliub

【基　　源】藤黄科植物贯叶连翘。

【用药部位】全草。

【性　　味】性平,味苦、辛。

【功　　效】清热解毒、利湿通乳。

【用法用量】内服:10～30 g,大剂量可用至 50 g。外用:适量。

【用药经验】

①乳痈:鲜贯叶连翘、鲜蒲公英各适量,捣烂,敷患处。另用前药各 30 g,水煎服。

②黄疸性肝炎:贯叶连翘、黄栀子、茵陈、十大功劳各 20 g,水煎服。

③产后乳少:贯叶连翘 50 g,炖肉服。

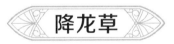

降龙草

Nangx Vongx Xangt

【基　　源】苦苣苔科植物降龙草。

【用药部位】全草。

【性　　味】性凉,味苦、涩。

【功　　效】清热解毒、利水消肿。

【用法用量】外用:适量。

【用药经验】

①毒蛇咬伤:鲜降龙草、一点红各适量,捣烂,敷患处。

②疖肿:鲜降龙草适量,捣烂,敷患处。

③脚气:鲜降龙草适量,捣烂,取汁擦患处。

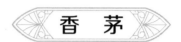

香 茅

Nangx Vob Tiob

【基　　源】禾本科植物香茅。

【用药部位】全草。

【性　　味】性温,味辛、甘。

【功　　效】补虚止咳、宁心安神。

【用法用量】内服:10~30 g。外用:适量。

【用药经验】

①虚弱咳嗽:香巴茅、阳雀花根、土人参各 30 g,水煎服。

②胃痛:香巴茅、木姜子各 20 g,水煎服。

③骨节疼痛:香巴茅、八角枫叶各适量,捣烂,包患处。

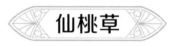

仙桃草

Jab Gangb Yud

【基　　源】玄参科植物蚊母草。

【用药部位】带虫瘿全草。

【性　　味】性温,味甘。

【功　　效】调经、止痛、理气、除湿。

【用法用量】内服:3~10 g。

【用药经验】

①重伤难起:仙桃草、见血飞、云雾草各 10 g,水煎服。

②闭经:仙桃草、一口血各 5 g,泡酒服。

③阴囊、腋窝汗湿:仙桃草适量,研末,饭前油汤调服。每次 3 g,每日 3 次。

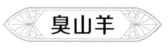

臭山羊

Veb Dliangb Gul

【基　　源】芸香科植物臭常山。

【用药部位】根。

【性　　味】性凉,味苦、辛。

【功　　效】清热利湿、理气止痛、止咳宁神。

【用法用量】内服:干用 10 ~ 30 g,鲜用加倍。

【用药经验】

①男性小月病:鲜臭山羊 50 g,装入小母鸡腹内炖熟,吃肉喝汤。

②百日咳:臭山羊、五匹风、金银花叶芽各 20 g,生姜 3 片,水煎服。

③神经衰弱:臭山羊、山栀茶各 30 g,泡酒服。

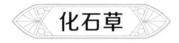

化石草

Nangx Ghab Dlid

【基　　源】唇形科植物肾茶。

【用药部位】全草。

【性　　味】性凉,味甘、淡、微苦。

【功　　效】祛风除湿、通淋排石。

【用法用量】内服:15 ~ 30 g。外用:适量。

【用药经验】

①铁屑、子弹入肉:化石草、蓖麻子各适量,捣烂,敷患处。

②风湿痹痛:化石草、大血藤、大风藤、排风藤各 30 g,泡酒服。

③胆结石:化石草、虎杖、十大功劳、郁金、金钱草各 30 g,水煎服。

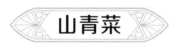

山青菜

Vob Gat Vud

【基　　源】唇形科植物鸡脚参。

【用药部位】带根全草。

【性　　味】性平,味甘。

【功　　效】清热利湿、补虚止汗。

【用法用量】内服:15 ~ 50 g。

【用药经验】

①肝硬化腹水:山青菜、山高粱、毛蜡烛根各 30 g,水煎服。

②自汗:山青菜 50 g,夜寒苏 30 g,炖肉服。

③子宫内膜炎:山青菜、地稔、一点红各 15 g,水煎服。

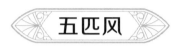

五匹风
Vob Zeid Lul Nangb

【基　　源】蔷薇科植物蛇含委陵菜。

【用药部位】全草。

【性　　味】性温,味苦、辛。

【功　　效】祛风除湿、散瘀止痛。

【用法用量】内服:10 ~ 30 g。

【用药经验】

①风湿痹痛:五匹风、红禾麻、常春藤各适量,水煎洗。

②重伤不起:五匹风、酢浆草、地蜂子各 10 g,捣烂兑酒服。

③小儿惊风:五匹风、瓜子金、地瓜藤、忍冬藤、十万错各 10 g,水煎服。

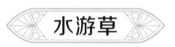

水游草
Nangx Yel Eb

【基　　源】禾本科植物假稻。

【用药部位】全草。

【性　　味】性温,味辛。

【功　　效】祛风除湿、利水消肿。

【用法用量】内服:10 ~ 20 g。外用:适量。

【用药经验】

①风湿痹痛:水游草、走游草、岩豆藤各 10 g,水煎服。

②腹水:水游草、腹水草各 20 g,水煎服。

③下肢浮肿:水游草、桐树叶各适量,水煎熏洗。

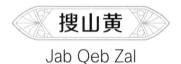

搜山黄
Jab Qeb Zal

【基　　源】鸢尾科植物唐菖蒲。

【用药部位】球茎。

【性　　味】性凉,味苦、辛。有毒。

【功　　效】清热解毒、利水消肿。

【用法用量】内服:3～5 g。水煎服或外用。

【用药经验】

①肝硬化腹水:搜山黄 5 g,六月雪、莪术各 20 g,水煎服。

②脓疱病疮:搜山黄适量,捣烂,敷患处。

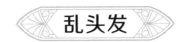

乱头发

Vob Hsod Khob

【基　　源】菊科植物蓍。

【用药部位】全草。

【性　　味】性平,味苦、辛。有毒。

【功　　效】清热解毒、活血止痛。

【用法用量】内服:10～15 g。外用:适量。

【用药经验】

①风火牙痛:乱头发叶适量,捣烂,捏成团敷两侧太阳穴。

②头风:乱头发适量,捣烂取汁,滴耳。

③血包、血块:乱头发、见血飞、一口血各 15 g,酒泡服。

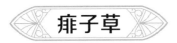

痱子草

Vob Gangb Eb Hangk

【基　　源】唇形科植物石齐苎。

【用药部位】全草。

【性　　味】性凉,味辛、苦。

【功　　效】清热解毒、消肿止痒。

【用法用量】内服:5～10 g。外用:适量。

【用药经验】

①痱子:鲜痱子草适量,捣烂,揉擦患处。

②蜂蜇伤:鲜痱子草适量,捣烂,敷患处。

③毒疮:痱子草、蒲公英、金银花、土茯苓各 5 g,水煎服。

蔓龙胆

Ghab Jongx Nax Bas

【基　　源】龙胆科植物峨眉双蝴蝶。

【用药部位】全草。

【性　　味】性凉,味苦。

【功　　效】清热利湿、健脾杀虫。

【用法用量】内服:10～30 g。

【用药经验】

①风热咳嗽:蔓龙胆、枇杷花各 30 g,水煎后加蜂蜜兑服。

②倒胆(胆瘴):蔓龙胆根、地苦胆各 10 g,水煎服。

③肝炎:蔓龙胆、六月雪、地耳草各 15 g,水煎服。

大夜关门

Vob Was Det

【基　　源】豆科植物多脉叶羊蹄甲。

【用药部位】全株。

【性　　味】性温,味苦、酸、甘。

【功　　效】收敛固精、化瘀消痞。

【用法用量】内服:10～30 g。

【用药经验】

①遗精:大夜关门、金樱子各 30 g,水煎服。

②脱肛:大夜关门、升麻、党参各 30 g,水煎服。

③痞块:大夜关门、三棱、莪术各 15 g,水煎服。

倒胆草

Vob Geib Mil

【基　　源】玄参科植物光叶蝴蝶草。

【用药部位】全草。

【性　　味】性凉,味苦。

【功　　效】清热利湿、化瘀解毒。

【用法用量】内服:15～30 g。外用:适量。

【用药经验】

①黄疸:倒胆草、黄栀子、小龙胆各 15 g,开水泡服。

②毒蛇咬伤:倒胆草、黄瓜叶尖各适量,捣烂,敷伤口四周。

③倒胆(胆瘅):倒胆草、黄栀子各 10 g,水煎服。

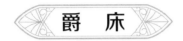

爵　床

Vob Hlod Dus Yut

【基　　源】爵床科植物爵床。

【用药部位】全草。

【性　　味】性凉,味苦。

【功　　效】清热解毒、活血化瘀。

【用法用量】内服:10～30 g。

【用药经验】

①咽喉肿痛:爵床、矮陀陀各 15 g,水煎含咽。

②乳糜尿:爵床、猪鬃草、地锦草各 20 g,水煎服。

③小儿疳积:爵床、鸡屎藤、吉祥草各 10 g,水煎服。

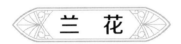

兰　花

Bangx Daib Mongs

【基　　源】兰科植物建兰、春兰、蕙兰、多花兰或台兰。

【用药部位】根。

【性　　味】性平,味甘、辛。

【功　　效】清热润燥、补虚驱蛔。

【用法用量】内服:30～50 g。

【用药经验】

①阴虚盗汗:兰花根、夜寒苏、地骨皮各 30 g,水煎服。

②神经衰弱:兰花根、山栀茶、臭山羊各 30 g,水煎服。

③蛔虫腹痛:兰花根、阳荷根各 30 g,水煎服。

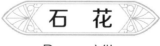

倒提壶

Vob Bad Lid Ghaf

【基　　源】毛茛科植物云南翠雀花。

【用药部位】根。

【性　　味】性温,味苦、辛。有毒。

【功　　效】祛风除湿、补阴敛汗。

【用法用量】内服:10～30 g。

【用药经验】

①风湿痹痛:倒提壶、排风藤、牛膝各 30 g,泡酒服。

②阴虚盗汗:倒提壶、黄精、天冬各 30 g,水煎服。

③肾虚:倒提壶、山药各 30 g,太子参 15 g,水煎服。

牛　蒡

Jab Ghab Dad Liod

【基　　源】菊科植物牛蒡。

【用药部位】根。

【性　　味】性平,味甘、微苦。

【功　　效】补益生津、疏风宣肺。

【用法用量】内服:15～30 g。

【用药经验】

①产后无乳:牛蒡根、阳雀花根各 30 g,丝瓜络 15 g,水煎服。

②肾虚耳聋:牛蒡根、响铃草、烂板草各 30 g,炖猪耳朵服。

③劳伤咳嗽:牛蒡根、百尾笋、捶不烂、矮地茶各 15 g,水煎服。

石　花

Bangx Vib

【基　　源】石蕊科植物鹿石蕊。

【用药部位】枝状体。

【性　　味】性寒,味咸。

【功　　效】清热除湿、凉血止血。

【用法用量】内服:30~50 g。外用:适量。

【用药经验】

①风湿痹痛:石花、大风藤、追风伞各 30 g,水煎服。

②外伤出血:石花适量,研末,敷患处。

③吐血、咯血:石花、大蓟各 30 g,水煎服。

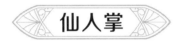

仙人掌

Det Ghab Nex Niul

【基　　源】仙人掌科植物仙人掌。

【用药部位】茎。

【性　　味】性凉,味苦。

【功　　效】清热解毒、散瘀消肿。

【用法用量】内服:10~30 g。外用:适量。

【用药经验】

①腮腺炎:仙人掌、土大黄各适量,捣烂,敷患处。

②肝脾大:仙人掌、天青地白、芙蓉花各 20 g,水煎服。

③水火烫伤:仙人掌适量,捣烂,取汁擦患处。

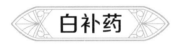

白补药

Jab Bud Ves

【基　　源】唇形科植物硬毛地埂鼠尾草。

【用药部位】全草。

【性　　味】性平,味辛。

【功　　效】强筋壮骨、补虚益损。

【用法用量】内服:30~50 g。

【用药经验】

①劳伤疼痛:白补药、五加皮、花蝴蝶各 30 g,泡酒服。

②虚弱干瘦:白补药、阳雀花根、隔山消各 30 g,水煎服。

③头晕目眩:白补药、蓝布正各 50 g,水煎服。

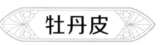

观音草

Vob Nix Eb

【基　　源】百合科植物吉祥草。

【用药部位】全草。

【性　　味】性平,味甘。

【功　　效】活血止痛、润肺止咳。

【用法用量】内服:10～20 g。外用:适量。

【用药经验】

①骨折:观音草、接骨丹、透骨香各适量,加酒糟混匀,包于患处。

②气管炎:观音草、臭山羊、金银花叶尖各 20 g,水煎服。

③小儿疳积:观音草、鸡屎藤、地锦草各 15 g,鸡肝 1 付,蒸熟食肝。

地肤子

Vob Qib Daib

【基　　源】藜科植物地肤。

【用药部位】果实。

【性　　味】性寒,味甘、苦。

【功　　效】清热解毒、利尿消肿。

【用法用量】内服:10～30 g。外用:适量。

【用药经验】

①皮肤瘙痒:地肤子、忍冬藤、千里光各适量,水煎洗。

②风丹:地肤子、鬼针草、升麻各 20 g,水煎服。

③痛风:地肤子、土茯苓、酸木瓜、大风藤各 30 g,水煎服。

牡丹皮

Vob Bangx Nangl

【基　　源】毛茛科植物牡丹。

【用药部位】根皮。

【性　　味】性寒,味辛、苦。

【功　　效】活血散瘀、清热凉血。

【用法用量】内服:10～30 g。

【用药经验】

①闭经腹痛:牡丹皮、小血藤、益母草各 20 g,泡酒服。

②妇女血崩:牡丹皮、地马蜂、棕榈炭各 20 g,水煎服。

③病后体虚:牡丹皮、太子参、土人参各 30 g,炖肉服。

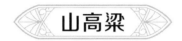

山高粱

Jub Mix Vud

【基　　源】禾本科植物油芒。

【用药部位】全草。

【性　　味】性平,味甘。

【功　　效】利水消肿、逐瘀通经。

【用法用量】内服:30～50 g。

【用药经验】

①水肿:山高粱、三白草各 30 g,水煎服。

②乳腺炎:山高粱、蛇莓、蒲公英各 20 g,水煎服。

③月经不调:山高粱、红花、月季花、益母草各 15 g,水煎服。

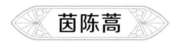

茵陈蒿

Vob Eb Wal Ninx

【基　　源】菊科植物茵陈蒿。

【用药部位】全草。

【性　　味】性寒,味苦、辛。

【功　　效】清热利湿、利胆退黄。

【用法用量】内服:10～15 g。外用:适量。

【用药经验】

①湿疹、湿疮:茵陈蒿、苦参、苍耳草、黄柏各适量,水煎洗。

②黄疸性肝炎:茵陈蒿、黄栀子、黄芩、金丝桃各 15 g,水煎服。

③胆道蛔虫病:茵陈蒿、苦楝根、乌梅、阳荷根各 10 g,水煎服。

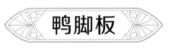

梦 花
Bangx Dliangb But

【基　　源】瑞香科植物结香。

【用药部位】根、花蕾。

【性　　味】梦花:性平,味甘。梦花根:性平,味辛。

【功　　效】梦花:滋养肝肾,明目消翳。梦花根:祛风通络,滋养肝肾。

【用法用量】内服:6~15 g。外用:适量。

【用药经验】

①筋骨僵硬:梦花全草、红禾麻、软筋藤各 50 g,水煎熏洗。

②夜盲症:梦花花、松针、水皂角各 15 g,水煎服。

③遗精:梦花根、金樱根、小夜关门、八角莲、合欢皮各 15 g,水煎服。

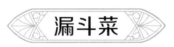

鸭脚板
Vob Lob Ok

【基　　源】伞形科植物鸭儿芹。

【用药部位】根。

【性　　味】性温,味辛。

【功　　效】解表散寒、温肺止咳。

【用法用量】内服:10~30 g。

【用药经验】

①风寒感冒:鸭脚板、紫苏、陈皮各 15 g,生姜 10 g,水煎服。

②肺寒咳嗽:鸭脚板 30 g,枇杷花 20 g,生姜 10 g,水煎服。

③呛咳:鸭脚板、三白草各 15 g,水煎服。

漏斗菜
Vob Hxub Zat

【基　　源】毛茛科植物耧斗菜。

【用药部位】全草。

【性　　味】性平,味甘、酸。

【功　　效】清热解毒、止痢止泻。

【用法用量】内服:10～15 g。外用:适量。

【用药经验】

①疮疖肿痛:漏斗菜适量,捣烂,敷患处。

②痢疾:漏斗菜、地蜂子各15 g,水煎加少许红糖兑服。

③腹泻:漏斗菜、土升麻各15 g,水煎服。

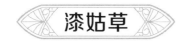

漆姑草

Vob Ghab Hsob Gheid

【基　　源】石竹科植物漆姑草。

【用药部位】全草。

【性　　味】性凉,味苦。

【功　　效】清热解毒、散结消肿。

【用法用量】内服:30～50 g。外用:适量。

【用药经验】

①牙龈肿痛:漆姑草、韭菜各适量,捣烂,敷痛处。

②漆疮:漆姑草、山青菜各适量,捣烂,擦患处。

③白血病:漆姑草、八仙草、岩豆藤各30 g,水煎服。

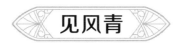

见风青

Vob Lob Hxud

【基　　源】毛茛科植物草玉梅。

【用药部位】根。

【性　　味】性寒,味辛、苦。有小毒。

【功　　效】清热利湿、消肿止痛。

【用法用量】内服:10～30 g。

【用药经验】

①风湿痹痛:见风青、大风藤、铁包金各30 g,泡酒服。

②肾虚阳痿:见风青、双肾草、地扣子、五味子各30 g,泡酒服。

③慢性肝炎:见风青、六月雪、黑节草各20 g,水煎服。

双肾草
Vob Nix Bangs

【基　　源】兰科植物落地金钱。

【用药部位】块茎。

【性　　味】性温,味甘。

【功　　效】补肾壮阳、调气固精。

【用法用量】内服:10~15 g。

【用药经验】

①肾虚阳痿:双肾草、仙茅、花蝴蝶各 15 g,泡酒服。

②走子(疝气):双肾草 10 g,巴茅果 3 个,八月瓜 20 g,水煎服。

③遗尿、遗精:双肾草、金樱子、臭牡丹根各 15 g,水煎服。

蛇　蜕
Gheid Dud Nangb

【基　　源】游蛇科动物菜花蛇、大王蛇等。

【用药部位】脱下的皮膜。

【性　　味】性平,味甘、咸。

【功　　效】解毒退翳、祛风定惊。

【用法用量】内服:0.3~6 g。外用:适量。

【用药经验】

①疥癣:蛇蜕、苦参、白矾各 10 g,蛇床子 30 g,泡酒擦患处。

②眼生翳膜:蛇蜕(焙黄)适量,研末,饭后温开水送服。每日 3 次,每次 1.5 g。

③惊风:蛇蜕 5 g,全蝎 3 g,钩藤 6 g,水煎服。

甜　茶
Jenl Ghut

【基　　源】壳斗科植物多穗石柯。

【用药部位】根、叶。

【性　　味】性凉,味甘、涩。

【功　　效】补肝肾、降胃气、祛风湿。

【用法用量】内服:10～30 g。

【用药经验】

①消渴:甜茶叶、绞股蓝、椶根皮各 10 g,水煎服。

②呃逆:甜茶叶、香附各 10 g,生姜 3 片,水煎服。

③风湿痹痛:甜茶根、岩五加、红禾麻各 30 g,水煎服。

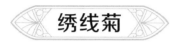

绣线菊

Det Hnent Bangx

【基　　源】蔷薇科植物光叶粉花绣线菊。

【用药部位】根及嫩叶。

【性　　味】性凉,味苦。

【功　　效】解毒消肿、止咳明目。

【用法用量】内服:5～15 g。外用:适量。

【用药经验】

①咽喉肿痛:绣线菊、矮坨坨各 10 g,水煎服。

②尿路感染:绣线菊、四字通、白茅根各 15 g,水煎服。

③眼睛红肿:绣线菊、木贼各 10 g,水煎熏洗。

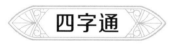

四字通

Det Cob Diongx

【基　　源】忍冬科植物鬼吹箫。

【用药部位】全株。

【性　　味】性凉,味苦。

【功　　效】舒筋活络、利水通淋。

【用法用量】内服:10～30 g。

【用药经验】

①劳伤腰痛:四字通、刺五加各 30 g,岩马桑 15 g,酒泡服。

②脑梗死:四字通、云雾草、红丹参各 10 g,水煎服。

③肾结石:四字通、十大功劳、鹿角刺根、化石草、白茅根各 20 g,水煎服。

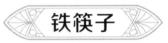

铁筷子
Det Diongs Jongx

【基　　源】蜡梅科植物蜡梅。

【用药部位】根。

【性　　味】性温,味辛。有毒。

【功　　效】理气活血、解毒止痛。

【用法用量】内服:10～30 g。外用:适量。

【用药经验】

①骨折:铁筷子、血水草各适量,捣烂敷。

②劳伤腰痛:铁筷子、花蝴蝶、刺五加各 30 g,酒泡服。

③胃及十二指肠溃疡:铁筷子、野荞麦、鸡屎藤各 15 g,水煎服。

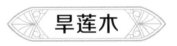

旱莲木
Det Hxub Ngas

【基　　源】蓝果树科植物喜树。

【用药部位】树皮、叶、果实。

【性　　味】性寒,味苦、辛。有毒。

【功　　效】清热解毒、消肿散结。

【用法用量】内服:3～15 g。外用:适量。

【用药经验】

①疖肿:旱莲木叶适量,捣烂,敷患处。

②胃癌、肠癌:旱莲木果实、黄药子、乌梅各 10 g,水煎服。

③牛皮癣、疥疮:旱莲木树皮适量,泡米醋,取液擦患处。

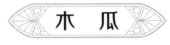

木　瓜
Zend Fab Hxub

【基　　源】蔷薇科植物贴梗海棠。

【用药部位】果实。

【性　　味】性温,味酸。

【功　　效】舒筋活络、和胃化湿。

【用法用量】内服:5 ~ 15 g。外用:适量。

【用药经验】

①关节肿痛:木瓜、土茯苓、牛膝、茯苓、大风藤各 15 g,水煎服。

②转筋挛痛:木瓜、海金沙、常春藤各 15 g,水煎服。

③肠炎腹泻:木瓜、地马蜂各 10 g,水煎服。

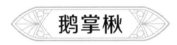

鹅掌楸

Det Ghab Dad Ngangs

【基　　源】木兰科植物鹅掌楸。

【用药部位】根及树皮。

【性　　味】性温,味辛。

【功　　效】祛风除湿、强筋壮骨、止咳。

【用法用量】内服:15 ~ 30 g。

【用药经验】

①风湿骨痛:鹅掌楸、铁包金、刺五加、大血藤、山栀茶各 30 g,泡酒服。

②肌肉萎缩:鹅掌楸、臭梧桐、大血藤、小血藤、木通各 25 g,泡酒服。

③风寒咳嗽:鹅掌楸、臭山羊根、五匹风各 15 g,水煎服。

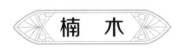

楠　木

Det Hfab

【基　　源】樟科植物楠木。

【用药部位】根、叶。

【性　　味】性温,味辛。

【功　　效】活血消肿、祛湿行气。

【用法用量】内服:10 ~ 30 g。外用:适量。

【用药经验】

①脑梗死:楠木叶、四字通、云雾草各 10 g,水煎服。

②风湿关节痛:楠木根、樟树根、木姜根各适量,水煎熏洗。

③风湿脚肿:楠木叶、桐树叶、枫香根各适量,水煎洗。

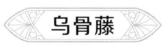

大青叶

Det Vit

【基　　源】十字花科植物菘蓝。

【用药部位】叶。

【性　　味】性寒,味苦。

【功　　效】清热利湿、解毒凉血。

【用法用量】内服:10～30 g。

【用药经验】

①感冒发烧:大青叶、野菊花、鱼鳅串各15 g,水煎服。

②咽喉肿痛:大青叶、开喉箭叶、薄荷各10 g,开水泡服。

③黄疸性肝炎:大青叶、茵陈、黄栀子各15 g,水煎服。

黑骨藤

Bas Hlat Dlaib

【基　　源】萝藦科植物黑龙骨。

【用药部位】全株。

【性　　味】性温,味苦、辛。有小毒。

【功　　效】通经活络、祛风除湿。

【用法用量】内服:10～15 g。

【用药经验】

①风湿关节痛:黑骨藤、铁包金、排风藤各15 g,酒、水各半煎服。

②骨质增生:黑骨藤、野梦花、蜘蛛抱蛋各15 g,泡酒服。

③疝气:黑骨藤、五节芒、茴香根各10 g,水煎服。

乌骨藤

Bas Hxud Lob

【基　　源】番荔枝科植物白叶瓜馥木。

【用药部位】根。

【性　　味】性温,味辛、涩。

【功　　效】祛风除湿、活血通络。

【用法用量】内服:10～30 g。

【用药经验】

①风湿痹痛:乌骨藤、五香血藤、五花血藤、九龙盘、追风伞各 15 g,酒泡服;乌骨藤、常春藤、忍冬藤各适量,水煎泡脚。

②劳伤:乌骨藤、见血飞、岩马桑各 30 g,泡酒服。

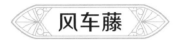

风车藤

Hlat Kheib Hxab

【基　　源】金虎尾科风筝果。

【用药部位】藤茎。

【性　　味】性温,味苦、涩。

【功　　效】祛风除湿、固肾涩精。

【用法用量】内服:25～100 g。外用:适量。

【用药经验】

①风湿痹痛:风车藤、铁包金、对叉疗药各 50 g,泡酒服。

②劳伤:风车藤、见血飞、花蝴蝶各 30 g,泡酒服。

③滑精:风车藤、金樱根各 25 g,土党参 30 g,水煎服。

苗文名索引

Jox Hlat Laib Bit Hmub

G